Knaur
MensSana

Über den Autor:

Leo Sillner ist Medizinjournalist und Fachautor für zahlreiche Zeitungen und Zeitschriften. Er ist Chefredakteur der Zeitschrift „Leben mit Rheuma“ und wohnt in der Nähe von München.

Leo Sillner

# Wunderwerk Immunsystem

## Wie die körpereigenen Abwehrkräfte wirken und gestärkt werden können

Knaur
MensSana

Besuchen Sie uns im Internet:
www.droemer-knaur.de
Alle Titel aus dem Bereich MensSana finden Sie im Internet unter
www.knaur-mens-sana.de

Originalausgabe 2003

Umschlaggestaltung: ZERO Werbeagentur, München
Umschlagabbildung: Photonica, Hamburg
Satz: Ventura Publisher im Verlag
Druck und Bindung: Nørhaven Paperback A/S
Printed in Denmark
ISBN 3-426-87179-3

2 4 5 3 1

# Inhalt

# Ein Wort vorab

*Wie bleibe ich gesund? Das ist sicher die Frage, die sich jeder Mensch am häufigsten stellt. Natürlich helfen uns dabei die Errungenschaften der modernen Medizin. Doch das allein genügt nicht. Denn auch sie kann nur die inneren Kräfte des Menschen in Bewegung setzen, die schließlich zur Heilung führen. Diese Kräfte bilden ein eigenes System, mit dem jeder Mensch ausgestattet ist. Die Rede ist vom Immunsystem.*

*Das vorliegende Buch möchte zeigen, wie dieses System funktioniert. Es erklärt aber auch, auf welche Weise das Immunsystem geschwächt und geschädigt werden kann, bis es seine Aufgaben schließlich nur noch unzulänglich erfüllt. Zu einem guten Teil ist das eine Frage der individuellen Lebensgestaltung. Das Buch bietet deshalb eine Fülle von bewährten wie auch wissenschaftlich fundierten Anregungen, wie man sich durch gezielte Vorbeugung seine Gesundheit erhalten kann.*

*Natürlich kann dieses Buch in keiner Weise ärztlichen Rat, Diagnose und Therapie ersetzen.*

# Vorbeugen ist besser als heilen

»Gesundheit ist das beste Mittel gegen Krankheit.« Über die scheinbare Naivität oder auch Banalität dieses Satzes mag man lächeln. Aber immerhin stammt dieses Diktum von Hippokrates (460 – 375 v. Chr.), dem großen griechischen Arzt, dessen medizinischer Ethik sich die Ärzte durch den hippokratischen Eid bis heute verpflichtet fühlen. Und denkt man ein bisschen darüber nach, entdeckt man, dass darin doch mehr als eine Binsenweisheit steckt. Denn Hippokrates wollte damit ganz einfach sagen: Erhalte dir deine Gesundheit so lange wie möglich, weil die beste Medizin Gesundheit nämlich nicht ersetzen kann. Doch wie gesund sind wir eigentlich?

Die Statistik könnte uns froh und zuversichtlich stimmen. Innerhalb von 130 Jahren hat sich die Lebenserwartung der Deutschen mehr als verdoppelt: Im Jahr 1871 wurden Männer im Durchschnitt 35 Jahre, Frauen 38 Jahre alt; heute haben Männer eine durchschnittliche Lebenserwartung von 73, Frauen von 80 Jahren. Wir wissen alle, dass dies den grandiosen medizinischen Fortschritten des letzten Jahrhunderts zu verdanken ist, ebenso einer breiten medizinischen Versorgung und nicht zuletzt den allgemein verbesserten Lebensbedingungen. Leben wir also so viel gesünder, als dies bei früheren Generationen der Fall war? Oder anders gefragt: Ist eine höhere Lebenserwartung auch ein Beweis für mehr Gesundheit?

Die zunehmende Zahl älterer Menschen hat auch zu einer Zunahme all jener Erkrankungen geführt, die vorwiegend in der zweiten Lebenshälfte auftreten. Gerade chronische Krankheiten brauchen ja in der Regel viele Jahre der Entwicklung, bis sie schließlich manifest werden. Und so langsam, wie sie gekommen sind, lassen sie sich dann auch nur behandeln; in vielen Fällen erweisen sie sich gar als unheilbar. Krebs, Rheuma oder Altersdiabetes sind Beispiele dafür. Vor hundert Jahren musste jeder dreißigste Deutsche mit Krebs rechnen, heute trifft es jeden vierten. Eine große Zahl von älteren Menschen ist zudem multimorbid, das heißt, sie leiden nicht nur an einer, sondern an zwei oder gar mehreren chronischen Krankheiten.

Es ist aber nicht nur die höhere Lebenserwartung, die dazu geführt hat, dass uns Krankheit trotz aller medizinischer Fortschritte so unvermeidlich erscheint. Vor allem die so genannten Zivilisationskrankheiten treten nahezu in jeder Altersstufe auf. Und sie scheinen weiter auf dem Vormarsch zu sein. Das Beispiel Krebs wurde schon angeführt. Ein anderes Beispiel sind die Gefäßerkrankungen; die Anzahl an Schlaganfallpatienten nimmt immer noch zu, Herzinfarkt ist eine der häufigsten Todesursachen. Wirklich Besorgnis erregend ist der Anstieg der allergischen Erkrankungen. Rheuma- und Diabetespatienten gehen in die Millionen. Als eine der häufigsten Ursachen für Arbeitsunfähigkeit haben die Betriebskrankenkassen Muskel- und Skeletterkrankungen ermittelt. Und die Infektionskrankheiten, von denen man glauben könnte, sie seien heutzutage fast bedeutungslos, breiten sich in jüngster Zeit wieder aus, wie die Statistiken über Tuberkulose deutlich machen.

Nein, es sind keineswegs nur die Senioren, deren Gesundheit ganz allgemein zu wünschen übrig lässt. Kritische Beobachter sehen mit Sorge, dass auch immer mehr junge Menschen längst nicht so gesund sind, wie man erwarten möchte. Die Befürchtungen fanden durch eine Studie Bestätigung, die im Herbst 1996 veröffentlicht wurde und Auskunft über den Gesundheitszustand von Dreizehnjährigen gab: Fast jedes fünfte Mädchen und jeder vierte Junge hatte überhöhte Blutfettwerte. Eine andere Untersuchung kam zu dem Ergebnis, dass der Muskelapparat von Elfjährigen deutlich weniger entwickelt ist, als das bei Gleichaltrigen noch vor 25 Jahren der Fall war. Muskelschwäche schon in jungen Jahren ist heute ein jedem Arzt vertrautes Problem.

Auch wenn das nur Beispiele sind, zeigen sie doch eine Situation auf, mit der wir uns nicht abfinden dürfen. »Der chronische Kranke«, so äußerte sich schon vor 30 Jahren der Hamburger Professor Dr. Jores, »ist das ungelöste Problem der heutigen Medizin«.[1] Daran hat sich bis heute nichts Grundsätzliches geändert. Noch schärfer formulierte es ein so kritischer Arzt wie der gern unter die »alternativen Mediziner« eingeordnete Dr. M. O. Bruker: »Misst man den Gesundheitszustand einer Bevölkerung nicht an der Lebenserwartung und den Statistiken auf Grund der Todesursache, sondern an der Krankheitsstatistik, so ergibt sich für die zivilisierten Völker heute ein ganz anderes Bild: Noch nie war der Gesundheitszustand der Menschen in den zivilisierten Ländern so schlecht wie heute. Dem Tod gehen langdauernde Gesundheitsschäden voraus. Es besteht die groteske Tatsache, dass die Menschen immer häufiger krank werden und dass immer mehr Krankheiten entstehen, die immer weniger beeinflussbar sind, je weiter die medizinische Forschung fortschreitet.«[2]

Es würde den Rahmen dieses Buches sprengen, wollte man die vielfältigen Faktoren analysieren, die diese Situation, auch wenn man sie nicht ganz so kritisch sehen mag, herbeigeführt haben und bestimmen. Die immer häufiger beklagte Tatsache, dass in der medizinischen Praxis vorwiegend nur die Symptome bekämpft und therapiert werden, nicht aber deren Ursachen, wäre einer davon. Dass der frühzeitigen Prävention immer noch zu wenig Gewicht beigemessen wird – nicht zuletzt auf Seiten der Patienten –, ist ein anderer Faktor.

Man verwechsle Prävention jedoch nicht mit Früherkennung. Für Letzteres wird ja seit geraumer Zeit einiges getan oder zumindest angeboten. Natürlich hat die möglichst frühe Erkennung einer Krankheit einen hohen Wert. Prävention oder Vorbeugung ist das allerdings nicht. Denn wenn zum Beispiel Krebs in einem frühen Stadium festgestellt wird, erhöhen sich zwar die Heilungschancen ganz erheblich, doch die Krankheit ist schon da – für Prävention ist es dann bereits zu spät. Die Feststellung, dass die Prävention zu kurz komme, ist im Übrigen keine frontale Kritik an unserem Gesundheitssystem. Denn Vorbeugung ist überwiegend eine Sache des Patienten selbst, schließt aber freilich auch ein, dass der Arzt beratend zur Seite steht.

Welch hohe Bedeutung Prävention hat – und in Zukunft verstärkt haben sollte –, wurde ganz klar auf der »Ersten gemeinsamen Konferenz der Vereinten Nationen und der Weltgesundheitsorganisation zum Thema gesundes Altern« vor wenigen Jahren herausgestellt. Man erkenne immer mehr, so führte zum Beispiel Professor C. Hennekens (Harvard) aus, »dass Präventivmaßnahmen einen größeren Nutzen haben als therapeutische Maßnahmen.«[3] Und Frau Professor U. Lehr (Heidelberg) meinte: »Es ist nicht nur der Stand der kurativen Medizin, die die Lebenserwartung beeinflusst, sondern in einem größeren Maße auch das Wissen um die Befolgung präventiver Maßnahmen. Folglich muss den Präventivmaßnahmen mehr Aufmerksamkeit geschenkt werden. Da die Menschen länger leben, ist es die Pflicht und Verantwortung jedes Einzelnen und der Gesellschaft, alles erdenklich Mögliche zu tun, um die Dauer des aktiven, gesunden Lebens zu verlängern, als nur den Tod hinauszuschieben.«[4]

Auch in diesem Buch geht es im weitesten Sinne um Vorbeugung. Was kann getan werden, um Krankheiten zu verhindern? Die Entscheidung, ob ein Mensch krank wird oder nicht, hängt ganz wesentlich von seiner individuellen Fähigkeit und Kraft ab, Krankheiten abzuwehren oder mit ihnen fertig werden zu können. Diese körpereigenen Abwehrkräfte fasst man unter dem Begriff Immunsystem zusammen; man könnte sie auch als eine Art »inneren Arzt« bezeichnen.

Wie gut Ihr Immunsystem funktioniert, können Sie im folgenden Kapitel testen.

# Wie gut ist Ihr Immunsystem?

Vielleicht werden Sie jetzt sagen: Das ist ja alles gut und schön – nur, woher weiß ich denn, wie gut oder wie schlecht mein Immunsystem ist? Nun, ein Hinweis ist Ihr Gesundheitszustand in den letzten Jahren. Wenn keine Krankheiten aufgetreten sind, ist das natürlich ein positives Zeichen. Allerdings sollte man bedenken, dass sich manche Krankheiten – die chronischen – oft über viele Jahre unbemerkt entwickeln. Deshalb ist es sinnvoll, bei seinen Überlegungen noch viel weiter zurückzugehen. Wenn Sie nämlich frei von Kinderkrankheiten waren, ist das keineswegs eine Garantie für eine gute Gesundheit, sondern lediglich ein Beweis für die Wirksamkeit damaliger Behandlungen bzw. Impfungen. Gerade dadurch wurde nämlich das Immunsystem weniger gefordert und hat sich deshalb auch in geringerem Maß ausgebildet.

Es gibt aber auch Indizien in der Gegenwart, die auf die Qualität der körpereigenen Abwehrkräfte schließen lassen. Dreißig solcher Indizien sind im Folgenden zu einem Test zusammengefasst.

Um es vorweg zu sagen: Dieser Test gibt Ihnen natürlich keine Gewissheit, wohl aber einige Hinweise, wie es um Ihre Fähigkeit steht, Krankheiten Widerstand entgegenzusetzen.

Beantworten Sie die Fragen nun so genau wie möglich. Für jede Frage, die Sie mit Ja beantworten, erhalten Sie eine bestimmte Anzahl Punkte. Je höher die Endsumme ist, desto mehr sollten Sie sich um Ihre körpereigene Abwehr kümmern.

## TEST

1. Wie alt sind Sie?
   Bis 40 [2]
   40–60 [3]
   Über 60 [4]

2. Essen Sie nur selten Obst oder pflanzliche Rohkost (außer Salat)? [2]

3. Ist Ihnen der Ballaststoffgehalt der Nahrung unwichtig? [2]

4. Ist Ihnen der Vitalstoffgehalt (Vitamine etc. der Nahrung egal? [4]

5. Haben Sie oft Heißhunger nach bestimmten Speisen, vor allem nach Süßem? [2]

6. Ist Ihr Stuhl unregelmäßig? [2]

7. Leiden Sie an einem Blähbauch? [2]

8. Rauchen Sie? [2]

9. Trinken Sie regelmäßig mehr als nur eine kleine Menge Alkohol? [3]

10. Schlafen Sie schlecht, d. h. höchstens sechs Stunden mit Unterbrechung? [5]

| | |
|---|---|
| 11. Sind Sie oft ohne erkennbaren Anlass müde? | 4 |
| 12. Haben Sie das Gefühl, sich nicht richtig entspannen zu können? | 3 |
| 13. Stehen Sie häufig unter Stress? | 5 |
| 14. Haben Sie den Eindruck, dass Ihre Leistungskraft mehr als normal nachlässt? | 3 |
| 15. Können Sie sich gar nicht mehr so richtig freuen? | 4 |
| 16. Brauchen Sie Psychopharmaka? | 3 |
| 17. Sind Sie unzufrieden mit Ihrer beruflichen Situation? | 4 |
| 18. Sind Sie unzufrieden mit Ihrer privaten Situation? | 4 |
| 19. Neigen Sie zu depressiven Stimmungen? | 3 |
| 20. Haben Sie in jüngerer Zeit einen lieben Angehörigen verloren? | 3 |
| 21. Schwitzen Sie im Prinzip kaum? | 2 |

| | |
|---|---|
| 22. Fangen Sie sich beim kleinsten Anlass eine Erkältung ein? | 3 |
| 23. Hatten Sie schon einmal eine Herpesinfektion? | 3 |
| 24. Treten bei Ihnen immer wieder Warzen auf? | 1 |
| 25. Heilen Ihre Wunden auffallend langsam? | 3 |
| 26. Haben Sie schlechte Zähne? | 4 |
| 27. Haben Sie vor allem morgens das Gefühl, dass Ihre Glieder steif sind? | 1 |
| 28. Leiden Sie häufig an Kopfschmerzen? | 1 |
| 29. Haben Sie eine unreine Haut? | 1 |
| 30. Treiben Sie weniger als zweimal pro Woche Sport oder eine andere vergleichbare körperliche Tätigkeit? | 4 |
| Anzahl der Punkte: | ______ |

Wohlgemerkt, das sind nur Symptome oder Hinweise, die häufig mit einem geschwächten Immunsystem in Verbindung stehen. Und keineswegs ist in der Regel ein Mensch von allen betroffen. Große Bedenken brauchen Sie jedenfalls nicht zu haben, wenn Ihre Punktzahl unter 20 liegt – was aber natürlich nicht heißt, dass Sie nicht auch künftig so gesund wie möglich leben sollten. Alles, was darüber liegt, sollte Ihnen als Anlass dienen, Ihrem Immunsystem und damit Ihrer Gesundheit mehr Aufmerksamkeit zu schenken. Die vielen Ratschläge und Tipps in diesem Buch sind Ihnen dabei behilflich.

## Das System – das reinste Wunder

Warum haben Kinder, die auf dem Bauernhof aufwachsen, kaum Allergieprobleme? Diese Feststellung mag überraschen, die Erklärung ist allerdings nahe liegend. »Vielleicht«, so Professor Dr. Johannes Ring (München), »ist ihr Immunsystem durch den häufigeren Kontakt mit Dreck besser trainiert.«[5] Professor Ring sagte das unlängst als Kommentar zu einer Studie, nach der Kinder von Akademikern häufiger an Allergien leiden als Kinder von nichtstudierten Eltern. Und Bauernkinder haben da wirklich einen Vorteil. Durch den Kontakt mit Erde und Schmutz konnten sich mehr Abwehrstoffe gegen Allergien ausbilden, weshalb ihr Immunsystem besser in der Lage ist, sich gegen Allergien zu wehren.

Das Wort immun bedeutet so viel wie »unempfindlich, unverletzlich, gefeit«. Schon daraus ist ersichtlich, welches Gewicht Immunität für den Schutz vor Krankheiten hat. Jeder Mensch – und im Übrigen auch jedes Tier – ist von Natur aus mit einem solchen System ausgestattet. Es besteht aus einer Vielzahl von speziellen Zellen. Deren Aufgabe ist es, den Körper vor gefährlichen Mikroorganismen wie Bakterien, Viren, Pilzen und Parasiten, aber auch vor entarteten Zellen zu schützen, indem es sie unschädlich macht und vernichtet. Solange dieses System intakt ist, ist man also immun gegen eine Vielzahl von Krankheiten. Aber es funktioniert – leider – nicht immer.

### Was die Abwehr schwächt

»Es wird heutzutage«, heißt es in einer im Internet verbreiteten Schrift der Freien Universität Berlin, »immer deutlicher, dass vielen Krankheitsbildern eine Fehlleistung des Immunsystems

zugrunde liegt. Solche Missfunktionen können vom Ausfall einzelner Funktionen, den Immundefekten z.B., über bestimmte maligne Entartung und überschießende Funktionen bis hin zum gezielten Angriff auf körpereigenes Material reichen.«
Und es heißt weiter: »Warum kommt es in jüngster Zeit zu einer so starken Zunahme von allergischen und autoimmunitären Erkrankungen? Die Antwort auf diese Frage ist nicht vollständig geklärt, man kann jedoch spekulieren, dass unser Immunsystem seit einigen Jahrzehnten nur ungenügend gefordert wird und es dadurch ›verlernt‹ hat, überschüssige Reaktionen zu kontrollieren bzw. zu vermeiden. Auch die Tatsache, dass Kleinkinder durch Schutzimpfung viel seltener (wenn überhaupt) an Kinderkrankheiten erkranken und viele Infektionskrankheiten durch unmittelbare Therapie mit Arzneimitteln zu unvollständigen Immunreaktionen führen, scheint mindestens ein Grund für die Zunahme von Immundefekten in unserer Gesellschaft zu sein.«[6]

Man kann diese Antwort ergänzen. Im Grunde ist unsere ganze zivilisierte Lebensweise dem Immunsystem nicht gerade förderlich – dieser Punkt lässt wird in den einzelnen Kapiteln noch ausführlich behandelt. Ganz allgemein lässt sich vorweg sagen: Unsere Abwehrkräfte werden geschwächt durch falsche Ernährung – speziell durch ein Defizit an Mikronährstoffen –, durch einen Bewegungsmangel, durch Gifte aus der Umwelt und durch Medikamentenmissbrauch sowie durch psychische Belastungen und Stress. Hinzu kommt, dass auch die »feindliche Gegenseite«, die Krankheitserreger, nicht ruht, sondern durch ständige Veränderungen und Mutationen neue Bedrohungen hervorruft.

Das alles führt dazu, dass unser Immunsystem nur allzu oft den verschiedenen Krankheitserregern nicht ausreichend begegnen kann. Das reicht von banalen Erkältungen oder Grippe bis hin zu lebensbedrohlichen Krankheiten wie Krebs, der stets ein Immunproblem ist. Zu ähnlich schweren Krankheiten kommt es aber auch, wenn das Immunsystem falsch reagiert, wenn es körpereigenes Material aus einem Missverständnis heraus angreift. Dadurch entstehen die so genannten Autoimmunkrankheiten wie zum Beispiel Allergien oder Rheuma. Man kann sein Immunsystem also eigentlich gar nicht genug hegen und pflegen.

## Die Selbstheilungskräfte anregen

Schon in der Antike gelangte man zu einer Erkenntnis, die sich mit einfachen Worten formulieren lässt: Die Natur heilt, der Arzt hilft ihr dabei. Auch wenn die ärztliche Kunst heute ungleich mehr zu leisten vermag als früher, gilt dieser Satz nach wie vor. Bei allen Therapien geht es letzten Endes darum, die Selbstheilungskräfte anzuregen, die dann die eigentliche Heilung oder Besserung besorgen. Das Immunsystem ist der wichtigste Teil dieser Selbstheilungskräfte.
Wohl dem jedoch, der es erst gar nicht zu Krankheiten kommen lässt, weil seine Abwehrkräfte stark genug sind. Wie zu zeigen sein wird, hängt die Qualität des Immunsystems ganz wesentlich von jedem Einzelnen ab. Doch schauen wir uns zunächst einmal an, wie dieses Wunderwerk eigentlich beschaffen ist und wie es funktioniert.

## Wie die Abwehr uns schützt

Im Jahr 1883 entdeckte der russische Zoologe und Bakteriologe Ilja Metschnikow, dass Bakterien, die in den Körper eindringen, von weißen Blutkörperchen »gefressen« und auf diese Weise unschädlich gemacht werden. Man nennt diesen Vorgang Phagozytose. Damit wurde zum ersten Mal wissenschaftlich nachgewiesen, wie der Körper sich gegen Krankheitserreger wehrt, die ihm sonst gefährlich werden könnten. Metschnikow erhielt dafür im Jahr 1908 den Nobelpreis der Medizin.

Noch bedeutender für die Erforschung des Immunsystems waren die Entdeckungen der Wissenschaftler Louis Pasteur, Emil von Behring und Robert Koch. Sie fanden heraus, dass sich im Körper Substanzen bilden, die die Erreger von Infektionskrankheiten unschädlich machen. Es handelt sich dabei um Eiweißstoffe, so genannte Immunglobuline, die als Antikörper fungieren. Diese Antikörper reagieren auf Antigene, schädliche Stoffe und Erreger.

Beide Entdeckungen markieren den Beginn der modernen wissenschaftlichen Immunologie.

### Mit Impfungen fing es an

Der erste große Nutzen schlug sich in den – neuen – Impfungen nieder. Beim Impfen werden wohl dosierte kleine Mengen eines Antigens, also einer eigentlich schädlichen Substanz, injiziert. Der Körper bildet daraufhin als Reaktion spezifische Antikörper. Kommt der Mensch dann durch Ansteckung in Kontakt mit dem betreffenden Erreger, ist er immun gegen ihn, und es entsteht keine Krankheit. Beispiele sind die Impfungen gegen Pocken, Diphtherie und Wundstarrkrampf, Krankheiten, die lange Zeit grassierten, nun aber ihren Schrecken verloren haben. In den letzten 50 Jahren konnte die Forschung viele weitere Erkenntnisse gewinnen, dennoch ist das Immunsystem bis heute nicht restlos erforscht. Der praktische Nutzen ist jedoch bereits jetzt so groß, dass man die Mobilisierung der körpereigenen Abwehrkräfte als einen der wichtigsten Faktoren im Kampf gegen die verschiedensten Krankheiten betrachten muss.

## Jedes Lebewesen hat Abwehrkräfte

Nicht nur der Mensch, sondern jedes Lebewesen hat eine Art Abwehrsystem. Sogar Pflanzen sind fähig, bestimmte biochemische Abwehrstoffe zu produzieren, um Schäden zu vermeiden. Bei den Tieren ist dieses System umso besser ausgebildet, je höher ihre Entwicklungsstufe ist. Einzeller zum Beispiel, die primitivsten Lebewesen, schützen ihre Zellmembran:
Sie nehmen nützliche Nahrungssubstanzen auf, filtern jedoch schädliche Stoffe heraus. Insekten und Schalentiere verfügen bereits über spezielle Fresszellen (Phagozyten), die schädlichen Partikeln den Garaus machen. Das komplexeste Abwehrsystem haben dann die Wirbeltiere, zu denen im Sinn der Evolution ja auch der Mensch gehört.

## Unterscheidung zwischen »Eigen« und »Fremd«

Grundlage für das Funktionieren des Immunsystems bei höher entwickelten Tieren und beim Menschen ist seine Fähigkeit, zwischen »Eigen« und »Fremd« beziehungsweise »Selbst« und »Nicht-Selbst« zu unterscheiden. Das heißt: Eingedrungene Erreger und schädliche Stoffe werden als »fremd« erkannt,

worauf die Abwehr in Aktion tritt, um sie unschädlich zu machen; Körpereigenes wird dagegen nicht angegriffen.
Die Fähigkeit zur Abwehr braucht der Mensch von Geburt an. Von der Mutter hat der Säugling zu diesem Zweck Immunglobuline mitbekommen. Dieser erste Schutz würde jedoch langfristig nicht genügen. Deshalb bildet das Neugeborene bald weitere Immunglobuline, also Antikörper, aus. Jeder Kontakt mit der Umwelt trägt dazu bei – die eingeatmete Luft etwa oder sogar Berührungen. Auch Krankheiten regen zur Bildung von Antikörpern an. Masern sind dafür ein typisches Beispiel: Gegen die Viren, die Masern hervorrufen, werden eigene Antikörper produziert, und dadurch kann die Krankheit besiegt werden. Aber nicht nur das. Diese Antikörper bleiben auch im Körper, wenn die Krankheit überstanden ist. Und wann immer ein erneuter Kontakt mit diesen Viren stattfindet, werden sie sofort abgewehrt; die Krankheit bricht also nicht erneut aus. Aus diesem Grund kann der Mensch in aller Regel auch nur einmal im Leben Masern bekommen.

## Das Immungedächtnis entwickelt sich

Die Tatsache, dass eine solche Langzeitwirkung eintritt, dass sich also die im Körper verbliebenen Antikörper gleichsam »erinnern«, nennt man Immungedächtnis. Nur deshalb hat eine Impfung ja überhaupt Sinn. Diese lange und unter Umständen oft das ganze Leben anhaltende Wirkung besteht allerdings nur gegenüber Viren. Gegenüber Bakterien bleibt das Immungedächtnis nur ganz kurze Zeit erhalten und ist im Übrigen auch wesentlich weniger stabil. Man kann deshalb gegen Viren impfen, aber es hätte wenig Sinn, auch gegen Bakterien durch Impfung vorbeugend vorzugehen. Es sei an dieser Stelle schon kurz gesagt, dass ein Mensch aber sein Immungedächtnis auch verlieren kann. Dann ist er wieder anfällig gegen Infektionen aller Art.

## Haut und Schleimhäute

Die erste Barriere, die der Mensch Krankheitserregern entgegensetzt, sind die Haut und die Schleimhäute. Beide halten in gewissem Maße fremde Substanzen, die von außen eindringen wollen, ab. Eine wichtige Funktion kommt dabei den nicht sichtbaren Schleimhäuten in den Nasennebenhöhlen, in den Bronchien, in Magen und Darm sowie im Urogenital-Trakt zu. Immer wieder gelingt es allerdings Bakterien, Viren, Parasiten, aber auch chemischen Stoffen, Staub, Giftstoffen (Toxinen) – also »Fremdem« – diese Sperre zu durchbrechen.

## Die Entzündungsreaktion

In allen diesen Fällen tritt ein zweiter Schutzmechanismus in Kraft: die Entzündungsreaktion. Sie ist den meisten als deutliches Anzeichen für eine Krankheit bekannt. Als Symptome treten Rötung, Überwärmung, Schwellung, Schmerz und Funktionsstörungen auf. Immunologisch gesehen ist die Entzündung eine Immunantwort des Körpers. Rötung und Schwellung entstehen, weil in die betroffenen Körperteile mehr Blut geleitet wird. Mehr Blut bedeutet jedoch, dass auch vermehrt Zellen des Immunsystems zugeführt werden. Zunächst sind das die Fresszellen (Phagozyten), die die Antigene – also die fremden Eindringlinge – regelrecht auffressen (phagozytieren) und über Blut und Lymphe entsorgen. Das allein genügt allerdings nicht. Um mit der Entzündung

fertig zu werden, bedarf es noch anderer Substanzen, die herbeigeführt werden, vor allem Enzyme.
Um die weiteren Abläufe der Immunabwehr besser zu verstehen, ist es sinnvoll, sich zunächst mit den einzelnen Elementen des Immunsystems vertraut zu machen.

## Unspezifisch und spezifisch

Generell unterscheidet man zwischen einem unspezifischen und einem spezifischen Immunsystem. Unspezifisch bedeutet soviel wie angeborene Immunität. Dazu gehören alle bisher beschriebenen Barrieren, die Fähigkeit zur Entzündungsreaktion, die Tätigkeit der Fresszellen. Daneben prägt der Mensch vom Augenblick der Geburt an ein spezifisches Immunsystem aus, das deshalb auch als erworbenes Immunsystem bezeichnet wird. Es entwickelt sich, wie schon erwähnt, durch den Kontakt mit den Fremdeiweißen von Bakterien, Viren u.a. Als Reaktion tritt die Bildung von Antikörpern ein. Diese Antikörper oder Immunglobuline werden immer nur gegen ein bestimmtes Antigen produziert.

## Humoral und zellulär

Das spezifische Immunsystem gibt seine Immunantwort in zweierlei Form: humoral und zellulär. Beide basieren auf den so genannten Lymphozyten. Man versteht darunter weiße Blutzellen mit speziellen Abwehraufgaben, die wiederum in B-Lymphozyten und T-Lymphozyten eingeteilt werden. Humorale Abwehr bedeutet: in Körperflüssigkeiten gelöst. Die humorale Immunantwort besteht also darin, dass B-Lymphozyten durch Kontakt mit einem bestimmten Antigen aktiviert werden und Antikörper produzieren. Gleiches geschieht in den Plasmazellen (Blutplasma), einer Weiterentwicklung der B-Lymphozyten. Diese Antikörper sind so beschaffen, dass sie sich einerseits an das Antigen, also den Erreger, heften können, andererseits aber auch an die Phagozyten, was dann die Zerstörung des Erregers zur Folge hat. Außerdem aktivieren diese Antikörper auch das Komplementsystem, verschiedene Eiweiße im Blutplasma, die ebenfalls die Aufgabe haben, körperfremde Zellen zu zerstören.

## Die Lymphozyten

Die humorale Abwehr ist besonders wirksam bei der Bekämpfung der meisten Bakterien, aber auch einiger Viren und mancher Parasiten. Circa zehn Prozent der Lymphozyten entwickeln sich zu B-Lymphozyten. Insgesamt finden sich in einem Milliliter Blut an die 2500 Lymphozyten. Sie entstehen im Knochenmark und werden zum Teil auch in den Lymphknoten gebildet.

Der weitaus größte Teil der Lymphozyten ist für die zelluläre oder zellvermittelte Abwehr verantwortlich. Sie werden T-Lymphozyten genannt, weil sie, bevor sie wirksam werden können, in der Thymusdrüse programmiert werden müssen.

## Die Thymusdrüse

Diese Drüse ist eines der wichtigsten Organe des Immunsystems. Sie hat ihren Sitz direkt hinter dem Brustbein und besteht aus zwei Lappen, die reichlich Fett, Deckgewebe (Epithel) und eben die besagten Lymphozyten enthalten. Noch vor we-

nigen Jahrzehnten galt diese Drüse als ein mehr oder weniger nutzloses Überbleibsel aus der Evolution, dessen physiologischer Wert allenfalls mit dem Wurmfortsatz am Blinddarm gleichgesetzt wurde. Man könnte auf sie auch ganz verzichten, war die allgemeine Meinung. Erst als man das Immunsystem näher zu erforschen begann, wurde die Bedeutung der Thymusdrüse offensichtlich.
Die Thymusdrüse nimmt ihre Arbeit bereits in den ersten Monaten nach der Geburt auf. Sie wächst dann bis zur Pubertät ständig weiter. Beim Erwachsenen fängt die Drüse allerdings alsbald an zu schrumpfen, eine physiologische Eigenheit, die sich als nachteilig erweist. Das lymphatische und das epitheliale Gewebe werden allmählich durch Fettgewebe ersetzt, wodurch die Fähigkeiten, Lymphozyten auszubilden, ebenfalls abnimmt. Dennoch bleibt die Drüse auch beim Erwachsenen noch einigermaßen funktionsfähig.

## Die T-Zellen

Aus der Thymusdrüse gehen drei verschiedene T-Zellen (T für Thymus) mit unterschiedlichen Aufgaben hervor. Als zytotoxische Killer-T-Zellen – zytotoxisch bedeutet zellschädigend, ein Effekt, der aber gegen Fremdes erwünscht ist – reagieren sie auf Antigene, zum Beispiel auf Viren oder Tumorzellen. Anders als die B-Lymphozyten bilden sie keine Antikörper, sondern geben chemische Substanzen ab, Lymphokine, die dann das Antigen zerstören. Als T-Helferzellen verstärken sie die Wirkung der Killer-T-Zellen und auch der B-Lymphozyten. Und als Suppressor-T-Zellen kontrollieren sie schließlich die Arbeit der anderen T-Zellen, damit das Immunsystem nicht überschießt, das heißt des Guten zu viel tut.

## Das Immunsystem erinnert sich

Es wurde bereits erwähnt, dass das Immunsystem ein Gedächtnis hat. Sowohl die B- wie auch die T-Lymphozyten speichern nämlich gleichsam die Daten von allen Antigenen, mit denen sie einmal in Kontakt gekommen sind. Tritt so ein Antigen erneut im Körper auf, erinnert sich das Immunsystem sogleich und geht dagegen vor. Dieses Immungedächtnis bleibt in der Regel über viele Jahre erhalten und trägt wesentlich dazu bei, dass Krankheiten nicht auftreten. Die zelluläre Immunität hat vor allem Bedeutung bei der Abwehr diverser Viren, aber auch zum Beispiel einiger Bakterien und mancher Pilze.

## Beseitigung von Immunkomplexen

Zu den Bestandteilen des Immunsystems zählen weitere weiße Blutkörperchen namens Granulozyten, Monozyten und Makrophagen sowie die schon erwähnten Phagozyten. Sie sind ebenfalls Fresszellen. Ihnen kommt vor allem eine große Bedeutung bei der Beseitigung von Immunkomplexen zu. Solche Komplexe entstehen, wenn sich Antigene und Antikörper miteinander verbinden. Das Antigen ist dann zwar unschädlich, doch kann es passieren, dass zu viele Antikörper gebildet worden sind oder dass das Immunsystem nicht aktiv genug ist, um derartige Komplexe auch auszuscheiden. Helfen dann die erwähnten Fresszellen nicht, können so genannte Immunkomplexkrankheiten entstehen, die einer eigenen Therapie bedürfen. Enzyme helfen beim Abbau dieser Komplexe. Ist das Immunsystem intakt, treten Immunkomplexe normalerweise nicht auf.

## Das lymphatische System

Die meisten von uns haben die Aktivität des Immunsystems schon am eigenen Leib verspürt, wenn nämlich plötzlich die Lymphknoten schmerzen und oft auch anschwellen. Vor allem nimmt man das in den Achselhöhlen oder in der Leistenbeuge wahr. Das Gleiche gilt im Übrigen für die Mandeln. Solche Symptome sind ein Zeichen dafür, dass irgendwelche Erreger abgewehrt werden. Das Lymphsystem arbeitet dann auf Hochtouren, da es ein Teil des Immunsystems ist. Zu diesem lymphatischen System gehören zum einen die Lymphgefäße und die Lymphknoten, zum anderen auch die Milz, die Mandeln, lymphatisches Gewebe und die Thymusdrüse. Es hat zwei Funktionen: die Bekämpfung von Infektionen und die Ableitung der Lymphe zurück in den Blutstrom.

Als Lymphe wird eine Körperflüssigkeit außerhalb der Blutgefäße bezeichnet, die die Zellen und das Gewebe umspült. Sie enthält Lymphozyten und Makrophagen, Eiweiße, Fette, aber auch Abbauprodukte der Zellen. Sie befindet sich in eigenen Gefäßen, den Lymphgefäßen, die in Form von Lymphbahnen über den ganzen Körper verteilt sind. In ihnen zirkuliert die Lymphflüssigkeit. Sie wird aus Blutplasma gebildet und dem Blutstrom immer wieder zugeführt. Bei ihrer Zirkulation durch den Körper könnte man sie in etwa mit dem Blutkreislauf vergleichen, doch wird sie nicht wie dieser durch ein eigenes Organ, nämlich das Herz, angetrieben, sondern ausschließlich durch die Bewegung der Muskeln. Und das ist einer der Gründe, warum Bewegung so wichtig ist – auch für die Immunabwehr (siehe S. 163ff.).

## Die Lymphknoten

Im Netz der Lymphbahnen sitzen die Lymphknoten, manchmal fälschlicherweise auch Lymphdrüsen genannt. Sie sind nur ein paar Millimeter groß und bestehen aus einer dem Bindegewebe vergleichbaren Kapsel sowie aus Lymphgewebe. Dieses Lymphgewebe enthält Lymphozyten und Makrophagen und bildet Antikörper. Sie stellen eine überaus wichtige Barriere des Immunsystems dar, denn sie filtern gleichsam die Lymphe, wehren fremde Eindringlinge ab und machen sie so weit wie möglich unschädlich, ehe sie ins Blut und somit in den ganzen Körper gelangen können. Dieser Vorgang macht sich bisweilen durch Schwellungen und Schmerzen bemerkbar.

In verschiedenen Punkten des Körpers ist die Konzentration von Lymphknoten besonders hoch. Das sind vor allem die Leisten, wo die Lymphe aus den Beinen, der Bauchwand und dem Gesäßbereich passieren muss, außerdem die Achseln, wo die Lymphe aus Brust und Armen kommt, und der Halsbereich; hier wird die Lymphe aus dem Kopf gefiltert. Als Beispiel seien die Rachen- und Gaumenmandeln genannt. Sie stellen eine natürliche Barriere für schädliche Eindringlinge aus der Atemluft und teilweise auch aus der Nahrung dar. Daraus lässt sich schließen, dass eine Entfernung der Mandeln keineswegs so unproblematisch ist. Lymphknoten sind auch um die Verdauungsorgane konzentriert. Hier tragen sie Sorge, dass keine Erreger und Gifte aus der Nahrung zu den anderen Organen gelangen. Im Prinzip hat jedes innere Organ benachbarte Lymphknoten.

Der Darmtrakt ist generell von großer Bedeutung für die Arbeit des Immunsystems. Denn alles, was an Nahrung aufgenommen, hier verdaut und über die Darmwand in die Blutbahn weitergegeben wird, muss geprüft und, sobald es als schädlich erkannt wird, bekämpft und ausgeschieden werden.

Zu diesem Zweck ist die Darmwand – eine Fläche von insgesamt mehr als hundert Quadratmetern – besonders reich mit Immunzellen bestückt.

Zu erwähnen ist noch die Milz, die ebenfalls als Abwehrorgan fungiert. Sie ist beteiligt bei der Produktion von Antikörpern, Lymphozyten und Phagozyten. Außerdem enthält noch der Wurmfortsatz des Blinddarms größere Anteile an Lymphgewebe.

# Wenn das Immunsystem verrückt spielt

An all dem, was im vorausgegangenen Kapitel erläutert wurde, lässt sich erkennen, dass das Immunsystem ein höchst komplizierter Mechanismus ist, der nur dann funktioniert, wenn alle seine Teile intakt sind und harmonisch ineinander greifen. Dass das nicht immer der Fall ist, wird schon allein daraus ersichtlich, dass eine Fülle von Krankheiten in jedem Lebensalter auftreten kann, bei denen die Immunabwehr schlichtweg nicht stark genug war. Hinzu kommt, dass die Anfälligkeit gegen Krankheiten mit zunehmendem Lebensalter steigt.

## Warum die Immunität versagt

Die Gründe für ein solches Versagen des Immunsystems sind vielfältig und lassen sich pauschal auf folgenden Nenner bringen: Die körpereigene Abwehr ist keine feste Größe; bei einem Menschen ist sie über einen langen Zeitraum stabil, beim anderen ist sie gleichsam von Hause aus eher labil. Ein anderer Grund besteht im Verlust des Immungedächtnisses. Eine Rolle spielt dabei, dass das Immunsystem überfordert werden kann und nicht genügend Gelegenheit erhält, sich wieder zu regenerieren. Neben dem schon erwähnten Alter entscheidet natürlich auch unsere Lebensweise über die Qualität unserer körpereigenen Abwehr.

Zwei weitere Aspekte sind hier anzuführen, deren Ursache auf einer falschen Reaktion des Immunsystems beruht. Die Rede ist von Allergien verschiedenster Art. Ein intaktes Immunsystem weiß sehr wohl zu beurteilen, ob eine fremde Substanz gefährlich ist und deshalb abgewehrt werden muss, oder ob

sie harmlos ist und keiner Reaktion bedarf. Beim Allergiker ist diese Unterscheidungsfähigkeit nicht vorhanden. Sein Immunsystem wendet sich auch gegen harmlose Stoffe, und diese Abwehrreaktion äußert sich dann in Form einer Allergie.
Die am häufigsten verbreiteten, eigentlich harmlosen Antigene – hier Allergene genannt – sind Hausstaub, Tierhaare, Pollen von Gräsern, Blüten und Bäumen sowie verschiedene Lebensmittel. Man schätzt, dass in Deutschland bis zu dreißig Millionen Menschen eine allergische Disposition aufweisen. Warum so viele Menschen heute allergisch reagieren, ist noch nicht ausreichend erforscht. Belastungen durch Umwelt und Stress werden als Ursachen diskutiert. Erbliche Faktoren und psychische Probleme spielen ebenfalls eine wichtige Rolle.

## Wieso Autoimmunerkrankungen entstehen

Noch gravierender sind Krankheiten, denen eine andere Art des Versagens der Abwehr zugrunde liegt. Es handelt sich dabei um die so genannten Autoimmunkrankheiten, also vom eigenen Immunsystem hervorgerufene Erkrankungen. Wie bereits dargestellt wurde, beruht der Mechanismus dieses Systems auf der Fähigkeit, zwischen »Selbst« und »Nicht-Selbst« zu unterscheiden. Eigene Substanzen werden nicht bekämpft, fremde dagegen angegriffen und zerstört.
Diese Unterscheidungsfähigkeit, auf der das Funktionieren des gesamten Immunsystems beruht, kann jedoch ganz oder teilweise verloren gehen. Dann wendet sich die Abwehr auch gegen »Eigenes« und zerstört es. Eine ganze Reihe von autoimmunen Krankheiten beruht somit auf einer Art Fehlinterpretation und es kommt noch eine Komplikation hinzu: Fremde Strukturen können eigenen Strukturen zum Verwechseln gleichen. Denn sie schaffen es nicht selten, sich durch Anpas-

sung regelrecht zu tarnen. In diesen Fällen spricht man von einem »molekularen Mimikry« (Mimikry bedeutet Tarnung). In so einem Fall kann selbst ein gutes Immunsystem oft nicht mehr unterscheiden. Das Gleiche gilt für Gewebeveränderungen, die nicht mehr als »eigen« erkannt werden können. Außerdem kann die Abwehr durch belastende Vorerkrankungen oder Stress und im Übrigen auch durch unzureichende Pflege so vorgeschädigt sein, dass Fremd-Antigene in das Autoimmunsystem eingeschleust werden. Zudem ist man sich mittlerweile ziemlich sicher, dass auch Bakterien, Viren und manche Medikamente eine gewisse Rolle bei der Entstehung von Autoimmunkrankheiten spielen.

## Autoantikörper

Auch Autoimmunerkrankungen beginnen mit der Ausbildung von Antikörpern. Da sie sich gegen das Eigene richten, nennt man sie Autoantikörper. Diese Autoantikörper werden aber keineswegs immer aktiv – und nur dann führen sie zu einer Krankheit. Die überwiegende Anzahl von Autoantikörpern ist nicht pathogen, macht also nicht krank. So ein Autoantikörper ist zum Beispiel der Rheumafaktor. Bei vielen Menschen ist er nachweisbar, ohne dass rheumatische Beschwerden auftreten. Kommt es jedoch zur Krankheit, ist sie meist nur sehr schwer zu therapieren, eben weil die genauen Ursachen ihrer Entstehung noch relativ unbekannt sind.

## Viele schwere Krankheiten

Ein häufiges Beispiel für Autoimmunkrankheiten sind die verschiedenen rheumatischen Erkrankungen, etwa die rheumatoide Arthritis oder chronische Polyarthritis, an der mindestens zwei Millionen Deutsche leiden. Man kann zwar die Schmerzen in den Griff bekommen und zumindest erträglich machen, wirklich ausheilen lässt sich die Krankheit bis heute jedoch nicht. Die Liste an weiteren Beispielen ist leider lang: So wird bei der multiplen Sklerose die Schutzhülle der Nervenfasern als vermeintlich körperfremd zerstört. Beim Diabetes mellitus Typ I gehen die insulinproduzierenden Zellen zugrunde. Myasthenia gravis ist eine Art Muskelschwäche; angegriffen werden die Muskelrezeptoren, die die Nervenimpulse empfangen. Bei der autoimmunen hämolytischen Anämie wird das Hämoglobin der roten Blutkörperchen zu rasch abgebaut. Bei der autoimmunen chronischen aktiven Hepatitis richten sich Antikörper irrtümlich gegen Leberzellen. Das Gewebe der Schilddrüse wird bei der Basedow-Krankheit angegriffen, während beim Goodpasture-Syndrom Antikörper die Kapillaren in Lunge und Nieren schädigen.

# Die scharfen Waffen der Immuntherapie

Dass die Natur der eigentliche Heiler und der Arzt »nur« ihr Helfer ist – diese Einsicht gilt schon seit der Antike. Mit den großen Fortschritten, die die Medizin dann im 19. und 20. Jahrhundert erzielte, machte sich jedoch ein Umdenken breit. Eine der bedeutenden Entdeckungen, mit denen man glaubte, zahlreiche Krankheiten endgültig besiegen zu können, waren die Antibiotika. Sie sind bis heute ein höchst wirksames Mittel gegen Bakterien, auf das man im Notfall nicht verzichten sollte. Inzwischen haben verschiedene Bakterien allerdings eine Resistenz ausgebildet, so dass die ganz großen Hoffnungen – man denke nur an die Euphorie, die Penicillin bei seiner Entdeckung auslöste – zurückgeschraubt werden mussten.

## Eine der wertvollsten Entdeckungen

Die Rückbesinnung auf die Natur begann erst, als man ihre Kräfte im Menschen selbst entdeckte – in Form des Immunsystems. Diese Entdeckung ist sicher eine der wertvollsten in der Medizin überhaupt. Was die alten Ärzte nur ahnten, wurde durch intensive Erforschung Gewissheit: Letzten Endes kann sich der Mensch nur selbst heilen – mit Hilfe seiner Abwehrkräfte. Gelingt es, sie aktiv zu nutzen, dann haben auch die medizinischen Maßnahmen eine erheblich größere Chance auf Erfolg. Freilich sind viele Fragen noch ungeklärt. Dennoch ist das, was man als Immuntherapie bezeichnet, bereits ein ganz wichtiges Instrument bei der Behandlung verschiedener schwerer Erkrankungen.

Was kann die Medizin also heute tun, um das Immunsystem

zu stimulieren, um Störungen und Schwächen zu harmonisieren oder gar zu beheben?

## Wie leistungsfähig ist das System?

Der Zustand und somit die Leistungsfähigkeit des Immunsystems lässt sich heute verlässlich testen. Schon durch die Bestimmung der Leukozyten, also der weißen Blutkörperchen, und damit der Immunzellen, bekommt man gute Hinweise. Es gibt aber noch viel differenziertere Testmethoden, mit denen sich die Anzahl der Immunzellen und ihr Verhältnis zueinander ermitteln lassen. Ein bewährtes Verfahren ist die Durchlaufzytometrie, mit deren Hilfe ein eventuelles Missverhältnis festgestellt wird.

## Stimulation durch Immunmodulatoren

Am Anfang einer modernen Immuntherapie standen Impfungen, worauf schon hingewiesen wurde (siehe Seite 25). Es gibt eine ganze Reihe von bewährten Schutzimpfungen, die das Immunsystem in die Lage versetzen, Erreger so erfolgreich abzuwehren, dass keine oder nur noch eine geringe Gefahr von ihnen droht. Die Pocken zum Beispiel, die von einer Virusinfektion hervorgerufen werden, konnten 1980 von der Weltgesundheitsorganisation (WHO) praktisch für so gut wie ausgerottet erklärt werden. Dass die vielbemühte Grippeschutzimpfung hingegen keine restlose Sicherheit bietet und alljährlich wiederholt werden muss, beruht darauf, dass jedes Jahr neue Erreger auftreten, man aber immer nur gegen bereits bekannte impfen kann.

Die Erfolge ermutigten natürlich, nach weiteren Möglichkei-

ten zu suchen. Im Zentrum der Forschung stand lange die Frage: Wie lässt sich durch so genannte Immunmodulatoren das Immunsystem so weit stimulieren, dass man damit vor allem gegen Krebskrankheiten vorgehen kann? Man hatte nämlich beobachtet, dass bei Krebspatienten, die zugleich eine bakterielle Infektion durchmachten, Tumore sich zurückbildeten. Im Tierversuch erwiesen sich zum Beispiel Impfungen mit Tuberkulosebakterien als wirksam gegen Tumore – die großen Hoffnungen erfüllten sich beim Menschen allerdings nicht. Immer noch im Stadium der Erprobung befinden sich Impfpräparate wie OK-432, das Killerzellen und Lymphozyten stimuliert, Ribomunyl, das u.a. Streptokokken enthält und sich bei bakteriellen Infektionen bewährt, sowie Colibiogen (Colibakterien), das gegen Morbus Crohn eingesetzt wird.
Auch mit Viren machte man ähnliche Beobachtungen wie mit Bakterien. Bei Leukämiepatienten beispielsweise, die mit Hepatitis-B-Viren infiziert waren, besserte sich das Krebsleiden. Warum das so ist, liegt noch im Bereich der Spekulation. Man nimmt an, dass sich die Hepatitisviren auch an Krebszellen heften; wenn nun das Immunsystem diese Viren angreift, besteht die Möglichkeit, dass zugleich auch die Krebszellen attackiert werden.

## Auf die Immunogenität kommt es an

Bei all diesen Versuchen geht es immer um die so genannte Immunogenität der Krebszellen. Das heißt: Wie groß ist der Reiz, den sie auf das Immunsystem ausüben? Ist er nämlich zu gering ist, wird er von den Zellen des Immunsystems gar nicht oder nur unzulänglich wahrgenommen. Der Forschung gelang es nun zum Beispiel, spezifische – also gegen ganz bestimmte Antigene gerichtete – Antikörper gentechnisch herzustellen, die sich speziell gegen Krebszellen, aber auch gegen andere Krankheiten einsetzen lassen. Diese Therapieform ist noch längst nicht erforscht, doch berechtigen die bisherigen Erfolge zu großen Hoffnungen.

## Zytokine regulieren Immunreaktionen

Wenn Zellen des Immunsystems gereizt werden, sondern sie als Reaktion Botenstoffe ab, Zytokine genannt. Es handelt sich dabei um lösliche Eiweiße, die dazu dienen, Immunreaktionen zu regulieren. Dadurch werden Wirkungen des Immunsystems entweder verstärkt oder auch gehemmt, je nach Notwendigkeit. Weil sich die ersten Zytokine – sie wurden übrigens schon 1957 entdeckt – sozusagen als Botenstoffe in den Immunvorgang einmischten, bezeichnete man sie als Interferone, abgeleitet von dem englischen Wort *interfere,* einmischen. Andere Zytokine sind die Interleukine, die ebenfalls Immunzellen zu aktivieren vermögen. Ein weiteres Zytokin, ebenfalls von Immunzellen gebildet, ist der Tumor-Nekrose-Faktor, so genannt, weil er an der Nekrotisierung (Zersetzung) von Krebszellen beteiligt ist; er regt also ebenfalls Abwehrmaßnahmen an. Und schließlich sind noch andere, hormonähnliche Zytokine zu nennen, die man ihrer Funktion entsprechend als koloniestimulierenden Faktor (nach dem englischen Terminus abgekürzt: CSF) bezeichnet. Wenn das Immunsystem durch Fremdstoffe gereizt wird, verbessert sich die dringend notwendige Vermehrung der verschiedenen Immunzellen wie Granulozyten, Makrophagen und T-Zellen.

Zytokine werden nicht nur vom Körper selber produziert, sondern lassen sich auch künstlich herstellen. Ihre therapeutische Anwendung ist freilich noch problematisch. Voraussetzung für ihren therapeutischen Erfolg ist vor allem die richtige

Kombination. Auch sind gravierende Nebenwirkungen nicht immer zu vermeiden. Und zuletzt sind auch die Kosten noch immer sehr hoch. Doch für manche Krebserkrankungen, die durch die klassischen Therapiemethoden kaum zu besiegen sind, eröffnen sich so zusätzliche Heilungschancen.

## Ohne Enzyme geht es nicht

Die Arbeit des Immunsystems besteht aus einer Fülle von biochemischen Reaktionen. Damit sie reibungslos ablaufen können, ist das Vorhandensein einer eigenen Gruppe von Eiweißkörpern notwendig: der Enzyme, früher meist Fermente genannt. Wie viele Enzyme es gibt, weiß man heute noch nicht genau, die Schätzungen gehen weit über zehntausend hinaus. Den genauen Wirkmechanismus hat man bisher von etwa viertausend Arten erforscht. Genau bekannt ist zum Beispiel die Funktion der Verdauungsenzyme Lipase, Protease und Amylase, die von der Bauchspeicheldrüse geliefert werden.
Enzyme werden im menschlichen Körper, aber auch von Pflanzen und Tieren produziert. Zusätzlich kann man sie als Präparat zuführen. Es gibt auch eine Reihe von Krankheiten, die auf einem genetisch bedingten Enzymmangel beruhen, zum Beispiel die Phenylketonurie, die zum Glück allerdings nur selten auftreten. Die richtige Anwendung von Enzymen gleichsam aus der Hausapotheke führt zum Beispiel zur Abwehr eines Schnupfens, zur besseren Verwertung von Nahrungseiweiß bei entsprechender Verdauungsschwäche oder zum rascheren Abschwellen von verletzten Gelenken. Näheres über die Verwertung und Wirkung von Enzymen aus der Nahrung lesen Sie in den Kapiteln über die Ernährung (siehe Seite 105ff.)

## Enzyme als Biokatalysatoren

Eine ganz wichtige Funktion haben Enzyme im Immunsystem. Sie wirken hier als Biokatalysatoren. Als Katalysator werden Substanzen bezeichnet, die eine chemische Reaktion beschleunigen oder auch verlangsamen, ohne dass sie selbst verändert oder verbraucht werden. Genau das ist die Funktion der Enzyme im Bereich des Immunsystems. Gebraucht werden dafür die so genannten proteolytischen Enzyme, also Enzyme, die Eiweiß spalten können. Ein enormer Vorteil ist, dass Enzyme praktisch keine ernsthaften Nebenwirkungen auslösen. Proteolytische Enzyme werden durch den Darm aufgenommen. Sie verbinden sich hier mit Transportproteinen und werden hingebracht, wo sie gebraucht werden; während des Transports verhalten sie sich passiv. An Ort und Stelle erhöhen sie dann gleichsam spontan die Aktivität der Makrophagen und der Killerzellen innerhalb weniger Minuten um das bis zu Zehnfache. Sie üben einen regulierenden Einfluss auf Zellbotenstoffe wie Interleukine und den Tumor-Nekrose-Faktor aus. Sie unterstützen den Abbau pathogener Immunkomplexe und stimulieren die Phagozytose. Und sie hemmen die Ausbildung von Adhäsionsmolekülen, Rezeptoren, die es den Tumorzellen ermöglichen, Metastasen zu bilden. Im Übrigen wirken proteolytische Enzyme entzündungshemmend, ohne die notwendigen körpereigenen Abwehrkräfte zu beeinträchtigen, sie verbessern die Fließeigenschaften des Blutes und fördern generell Heilungsprozesse.

## Immunsteigerung durch Überwärmung

Von dem griechischen Naturphilosophen und Heilkundigen Empedokles (490 – 430 v.Chr.) stammt der Satz: »Gebt mir ein

Mittel, um Fieber zu erzeugen, und ich heile jede Krankheit.« So wurden in der Antike heiße Bäder häufig zur Therapie von Krankheiten verordnet, bei denen selbst chirurgische Eingriffe keinen Erfolg gezeigt hatten. Was aber hat Wärme mit dem Immunsystem zu tun?

Die normale Körperwärme liegt bekanntlich bei 37 Grad Celsius. Nun weiß man, dass eine erhöhte Körpertemperatur das Immunsystem zu stärkerer Aktivität anregt. Dies ist aber nur bis 40 Grad der Fall. Steigt die Temperatur noch weiter, tritt der gegenteilige Effekt ein: Das Immunsystem wird beeinträchtigt. Andererseits hat man aber auch beobachtet, dass unter hohem Fieber verschiedene Tumore regelrecht zerfielen. Auf dieser Erkenntnis beruhen nun verschiedene Therapien, über die jedoch keine einhellige Meinung besteht. Sie werden unter dem Begriff Hyperthermie zusammengefasst, was soviel bedeutet wie Überwärmung.

Durch die künstliche Herbeiführung von Fieber bis zu 39 oder knapp unter 40 Grad soll das Immunsystem stimuliert werden. Als fiebererzeugende Mittel werden meist Bestandteile von Bakterien oder Pflanzenextrakte verwendet. Dadurch beschleunigen sich die biochemischen Reaktionen des Immunsystems. Diese Methode lässt sich bei verschiedenen chronischen Krankheiten einsetzen. In der Onkologie machen sich Ärzte, die Naturheilverfahren verbunden sind, aber auch noch ein anderes Phänomen der Überwärmung zu Nutze. Bekanntlich liegt die absolut kritische Grenze von Fieber bei 42 Grad. Bei höheren Werten koaguliert, das heißt gerinnt das Eiweiß des Körpers, und der Mensch stirbt. Nun hat man aber erkannt, dass Krebszellen nicht ganz so viel Temperatur vertragen: Sie sterben bereits bei einer Temperatur von 41,5 Grad ab. Gelingt es, diesen Grenzwert exakt einzuhalten, besteht die Chance, dass Krebszellen vernichtet werden, die gesunden Zellen jedoch erhalten bleiben. Man nimmt dabei allerdings in Kauf, dass das Immunsystem geschwächt wird. Jedenfalls ist die Hyperthermie eine Gratwanderung und wird allenfalls eingesetzt, wenn jede andere Behandlung versagt. Daneben gibt es auch noch lokale Hyperthermie-Anwendungen. Lokal heißt: Die Überwärmung wird durch Sonden nur in einen bestimmten Bereich geleitet; die Apparate, die man dafür einsetzt, bewahren benachbarte gesunde Bereiche vor der Zellzerstörung.

## Reaktivierung durch Thymustherapie

Eine weitere Therapie zur Harmonisierung des Immunsystems ist ebenfalls in den Naturheilmethoden beheimatet: die Thymustherapie. Bei der Darstellung der einzelnen Elemente des Immunsystems wurde auch die Funktion der Thymusdrüse als eines ganz wichtigen Teils der körpereigenen Abwehr hervorgehoben (siehe Seite 30). Und es wurde auch schon gesagt, dass diese Drüse mit fortschreitendem Alter weniger zu leisten vermag, also immer weniger T-Lymphozyten bereitstellt. Darin liegt ja einer der Hauptgründe bei älteren Menschen für die zunehmende Anfälligkeit gegenüber Krankheiten. Seit man nun den Nutzen der Thymusdrüse erkannt hat, sucht man nach Möglichkeiten, sie so weit wie möglich funktionstüchtig zu erhalten bzw. ihre Funktionen zu ersetzen. Der schwedische Thymusforscher Dr. Elis Sandberg war in der vierziger Jahren des 20. Jahrhunderts der erste, der Zellen aus der Thymusdrüse juveniler Kälber gewann und sie Patienten injizierte. Die Thymustherapie war geboren. Seither hat man beständig an der Verbesserung dieser Methode und vor allem an der pharmakologisch einwandfreien Gewinnung des Thymusextrakts gearbeitet. Heute stehen die verschiedensten Präparate zu Verfügung.
Im Prinzip ging es und geht es darum, der Drüse von außen

zuzuführen, was sie selbst nicht mehr leistet. Ausgangsstoff ist nach wie vor der Kalbsthymus. Um es gleich zu sagen: Eine Gefahr, auf diese Weise eventuelle Erreger mitzuliefern – wer denkt heute nicht gleich an BSE –, besteht generell nicht. So sind die Spendertiere keine Nutzkälber, sondern Zuchtkälber aus einer geschlossenen Herde mit einem Herdenbuchnachweis von mindestens zwanzig Jahren. Die Tiere werden auch nur mit Milch, angereichert durch Pflanzenfette, gefüttert. Mit der Thymustherapie lässt sich insgesamt eine Harmonisierung und Reaktivierung der körpereigenen Abwehrkräfte erreichen. Die Lymphozyten aus dem Knochenmark entwickeln sich zu vollwertigen aktiven T-Lymphozyten. Die Fresszellen (Makrophagen) sind so vor Schädigungen durch Stress aller Art geschützt. Im Thymus wird zumindest eine teilweise Regeneration seiner Funktionen für das zelluläre Immunsystem bewirkt. Das Zusammenspiel des Nervensystems, der Psyche und des Immunsystems erfährt eine Harmonisierung. Nebenwirkungen sind äußerst selten und nicht bedenklich.

## Gentechnische Fortschritte

Natürlich kommt auch die Gentechnik immer stärker zum Einsatz, um die Immuntherapie zu verbessern. Sie eröffnet Perspektiven, die noch vor wenigen Jahren nicht für möglich gehalten worden wären. Von den vielfältigen Bemühungen seien einige Beispiele kurz vorgestellt: So ist es gelungen, in Tumorzellen Gene von Zytokinen einzuführen, die T-Zellen anlocken und die Tumorzelle angreifen. Auch konnte gentechnisch ein Interferon-Zytokin hergestellt werden. Es ist in der Lage, die Tumorzelle umzuwandeln und sie dadurch unschädlich zu machen. Ein anderer Weg ist, gentechnisch einen Peptid-Impfstoff zu erzeugen. Seine Eiweißsubstanzen heften

sich an Tumorzellen an und zeigen den T-Zellen, wo der Tumor angreifbar ist.
Eine Alternative ist, die Tumorzelle gentechnisch mit Andockmolekülen auszustatten. Diese Moleküle sind nämlich bei Tumorzellen ausgeschaltet. Die T-Zellen brauchen diese Moleküle, um sich an die Tumorzellen zu binden und dadurch ihrer Aufgabe als Helfer gerecht zu werden. Auch an neuen Impfstoffen gegen Krebs wird gearbeitet. So ein Impfstoff besteht aus gentechnisch veränderten Tumorzellen und aus gentechnisch hergestellten Antikörpern. Hier eröffnen sich Möglichkeiten besonders für all jene Fälle, bei denen die bisherige Chemotherapie versagt hat. Mit Hilfe der Gentechnik ist es auch bereits gelungen, ein Protein zu schaffen, das erheblich wirksamer ist als der Botenstoff Interleukin, der eine Teilung der T-Zellen und somit eine Vermehrung der Helferzellen bewirkt.
Gentechnisch veränderte Antikörper lassen sich zum Beispiel auch bei allergischem Asthma im Anfangsstadium bereits mit einem gewissen Erfolg einsetzen. Auch auf vielen anderen Gebieten der Immuntherapie wird gentechnisch intensiv geforscht. Es eröffnen sich also Perspektiven, die schon in naher Zukunft eine ganz wichtige Ergänzung und Unterstützung der Immuntherapie sein werden.

## Eigenblut-Therapie

Wie präzise die Unterscheidung zwischen »Eigen« und »Fremd« abläuft, macht auf einfache Weise die in der Naturheilkunde häufig eingesetzte Behandlung mit Eigenblut sinnfällig. Aus einer Vene werden ein paar Milliliter Blut entnommen und an anderer Stelle wieder injiziert. Diese banale Manipulation genügt, um das Immunsystem zu aktivieren. Denn sofort identifiziert es nun das re-injizierte Blut als

»fremd« und macht sich daran, es zu beseitigen. Dieser Vorgang ist von Bedeutung, weil die stattgefundene Vermehrung von Immunzellen nun auch zur Abwehr von tatsächlich schädlichen Eindringlingen, also von Erregern dient. Die Wirkung hält freilich nur kürzere Zeit an und genügt nicht, um gravierende Schäden zu beheben. Die Eigenblut-Behandlung ist jedoch beispielsweise zur Abwehr von Erkältungen nützlich oder auch als zusätzliche Maßnahme zur Immunsteigerung. Um die Wirkung zu verstärken, wird das Eigenblut oft mit Zusatzstoffen wie Echinacin angereichert oder kurz einer UV-Bestrahlung unterzogen.

## Ozon-Sauerstoff-Therapie

Einer UV-Bestrahlung wird das Blut auch bei der Hämatogenen Oxidationstherapie (HOT) unterzogen, häufig als Ozon-Sauerstoff-Therapie bezeichnet. Hier werden 100 bis 200 Milliliter Blut des Patienten künstlich mit UV bestrahlt und dann dem Patienten per Infusion wieder zugeführt. Die Aktivierung der Abwehrkräfte ist hier stärker oder anders ausgedrückt: Der Immunstatus verbessert sich deutlicher und auch für längere Zeit. Obwohl es eine ganze Reihe von Krankheiten gibt, bei denen die HOT mit Erfolg eingesetzt wird, hat diese Therapie bisher keine allgemeine Anerkennung erfahren.

## Sauerstoff-Mehrschritt-Therapie

Schließlich dient auch noch die Sauerstoff-Mehrschritt-Therapie der Steigerung der körpereigenen Abwehr. Ihr Ziel ist eine bessere Versorgung und Verwertung von Sauerstoff. Zu-

grunde liegt die Annahme, dass jede Zelle von einem Sauerstoffmangel betroffen sein kann, dem es abzuhelfen gilt.
Die Therapie erfolgt in drei Schritten: 1. Gabe von Medikamenten, die die Aufnahme von Sauerstoff im Gewebe verbessern. 2. Einatmen von Sauerstoff aus der Flasche. 3. Anschließend körperliche Bewegung zur Verbesserung der Durchblutung.
Insgesamt sind an die zwei Stunden anzusetzen. Diese Therapie gibt es in verschiedenen Variationen. Sie wird von ihren Befürwortern als Zusatztherapie empfohlen.

## Mikrobiologische Therapie

Die große Bedeutung, die der Darm für das Immunsystem hat, wird erheblich geschmälert, wenn die Darmflora nicht gesund ist. So nennt man die Besiedlung des Darms mit Mikroorganismen, die vor allem die Aufgabe haben, Infektionen mit Krankheitserregern im Verdauungstrakt zu verhindern; sie sind aber generell auch an einer unspezifischen Stimulierung des Immunsystems beteiligt. Häufig kommt es jedoch vor, dass der Darm mit Keimen besiedelt ist, die diese Schutzfunktion nicht ausüben, sondern sogar krank machen. Umweltgifte, falsche Essgewohnheitehn, aber auch Antibiotika können diesen ungesunden Zustand, die so genannte Dysbiose, verursachen. In diesen Fällen kann eine Mikrobiologische Therapie oder Symbioselenkung wieder eine gesunde Darmflora herstellen. Das geschieht durch eine orale Zuführung von gesunden Darmbakterien in Form von Präparaten, am besten in Verbindung mit einer Aktivierung des Leberstoffwechsels und einer Ernährungsumstellung.

## Therapie mit Immunsuppressiva

Noch ein Wort zur Therapie der Autoimmunkrankheiten. Sie entstehen, wie auf Seite 38 dargestellt wurde, wenn die Fähigkeit zur Unterscheidung zwischen »Eigen« und »Fremd« verloren gegangen ist und sich die Immunabwehr praktisch gegen sich selbst wendet. Diese Krankheiten bedeuten eine besondere Herausforderung für die ärztliche Kunst. Sie lassen sich nur therapieren, indem man solche Fehlschaltungen unterdrückt. Die Mittel, die dabei zum Einsatz kommen, werden Immunsuppressiva genannt. Wichtig ist, nur den fehlgeschalteten Teil der Immunantwort zu unterdrücken, das übrige Immunsystem aber nicht anzugreifen. Man kann also von einer Teilblockierung des Immunsystems sprechen.
Eine derartige Teilblockierung ist bei Transplantationen geradezu lebenswichtig. Wird ein Organ von einem Menschen zu einem anderen verpflanzt, erkennt das Immunsystem es sofort als fremd und greift es entsprechend an. Deshalb gilt es, diese Reaktion umgehend auszuschalten oder eben zu unterdrücken. Sonst ist kein Überleben möglich. Heute kommt es nur noch ganz selten vor, dass ein transplantiertes Organ abgestoßen wird, weil es nicht gelingt, das Immunsystem zu bändigen.

## Cortison und Cyclosporin

Gleichzeitig ist es aber wichtig, die Immunsuppression so zu gestalten, dass der Patient weiterhin immunkompetent bleibt, das heißt, dass seine körpereigene Abwehr generell fähig ist, normal zu reagieren. Das gilt nicht nur für das Paradebeispiel Transplantation, sondern für alle Autoimmunkrankheiten. Eines der Medikamente, mit denen man dieses Kunststück schafft, ist das Cortison, dem viele Patienten Misstrauen entgegenbringen. Ein weiteres schon lange bewährtes Präparat ist das Cyclosporin. Neuere Forschungen haben weitere Substanzen entwickelt, so dass die Therapie mit Immunsuppressiva immer sicherer und zuverlässiger geworden ist. Zu nennen sind vor allem Azathioprin, Methotrexat oder Cyclophosphamid. Die Autoimmunkrankheiten sind damit zwar noch nicht besiegt, doch die Überlebenschancen der Betroffenen und vor allem ihre Lebensqualität haben sich eindrucksvoll verbessert. Und es besteht berechtigte Hoffnung, dass die Forschung auch auf diesem Gebiet mit weiteren Erfolgen aufwarten können wird.

## Neue Trends

Auf einen relativ aktuellen, ganz speziellen Erfolg sei hier noch kurz hingewiesen, denn er zeigt, mit welcher Intensität die Forschung nach neuen Wegen sucht: Es geht um den Aufbau eines neuen Immunsystems. Die Methode wurde von dem Berliner Professor Dr. Andreas Radbruch bei rheumatologischen Autoimmunkrankheiten eingeführt. Es handelt sich um eine Hochdosis-Chemotherapie mit anschließender Transplantation eigener (autologer) Stammzellen. Dahinter steckt die Idee, das fehlgeleitete Immunsystem bei Autoimmunerkrankungen zu zerstören und anschließend mit Hilfe der eigenen Stammzellen des Patienten wieder ein neues aufzubauen, das die Krankheit, die es selbst hervorgerufen hatte, »vergessen« hat.

Diese Stammzellentransplantation erfolgt in drei Schritten: Zunächst werden Stammzellen aus dem Knochenmark des Patienten mobilisiert und aus dem Blut herausgelesen. Danach wird das gesamte Immunsystem des Patienten abgetötet. Und schließlich werden die Stammzellen dem Patienten zurückgegeben. Bis das neue Immunsystem aufgebaut ist, dauert es allerdings Monate, in denen der Patient ohne Immunabwehr ist und einer besonders intensiven Überwachung bedarf. Es versteht sich von selbst, dass diese Therapie vorläufig nur bei lebensbedrohlichen Krankheiten in Frage kommt.

# Helfer aus der Natur

Solange es keine synthetischen Medikamente gab, gewann man Arzneien fast ausschließlich aus Pflanzen. Ihrer Nutzung lagen die Erfahrungen vieler Generationen zugrunde. Die Phytotherapie, also die Pflanzenheilkunde, hat auch heute noch ihren festen Platz vor allem dort, wo es darum geht, leichte Beschwerden zu behandeln, und zwar praktisch ohne unerwünschte Nebenwirkungen. Gegenwärtig werden circa 400 verschiedene Pflanzen weltweit arzneilich genützt. Die Wirkung einer ganzen Reihe von ihnen beruht auf ihrer Fähigkeit, körpereigene Abwehkräfte anzuregen. Das wusste man im Übrigen auch schon in früheren Zeiten, nur dass man den Wirkmechanismus nicht zu deuten vermochte. Freilich, bei schweren Krankheiten sind Phytotherapeutika nicht ausreichend. Aber in leichten Fällen oder eventuell als unterstützende Maßnahme und natürlich erst recht im Sinne der Vorbeugung haben immunstimulierende pflanzliche Arzneimittel sehr wohl ihren Wert. Im Folgenden werden nun die bewährtesten pflanzlichen Immunstimulanzien oder Immunmodulatoren, die sich vielfach auch zur Selbstmedikation eignen, vorgestellt. Die Präparate sind in unterschiedlicher Darreichungsform im Handel. In jedem Fall ist zur Beratung durch den Apotheker und zur sorgfältigen Beachtung des Beipackzettels zu raten.

## Mistel

Die Mistel (botanisch: *Viscum album*) wächst als Halbschmarotzer auf Bäumen und wurde schon vor zweitausend Jahren als Mittel gegen Fallsucht und Schwindel genutzt. Im Mittelalter versuchte man mit Mistelsalben Geschwüre und eitrige

Wunden zu heilen. Pfarrer Kneipp empfahl sie bei Störungen des Blutumlaufs. Auszüge aus der Mistel, von der arzneilich die beblätterten Zweige genutzt werden, sind heute Bestandteil verschiedener Phytotherapeutika für Herz und Kreislauf. Auf Grund von Hinweisen durch den Anthroposophen Rudolf Steiner begannen auch Onkologen, sich mit der Mistel zu beschäftigen. Die Misteltherapie, bei der das Präparat per Injektionen verabreicht wird, ist heute eine weitgehend anerkannte unterstützende Maßnahme bei Krebs. Die Wirkung beruht vor allem auf dem Gehalt von Lektinen. Das sind Substanzen, die aus pflanzlichem Eiweiß gebildet werden und die Eigenschaft haben, sich an Krebszellen zu heften und zytotoxisch, also zellzerstörend, zu wirken. Andere Inhaltsstoffe der Mistel wirken schmerzlindernd, nehmen einen positiven Einfluss auf den psychischen Zustand von Krebspatienten und bauen ganz allgemein die durch die Krebstherapie geschwächte Immunabwehr wieder auf. Nebenwirkungen von Chemo- und Strahlentherapie lassen sich durch Mistelinjektionen vermindern.

## Roter Sonnenhut

Der Rote Sonnenhut (botanisch: *Echinacea purpurea herba*) hat seine Heimat in Nordamerika. Dort wurde er erstmals als Heilpflanze genutzt: Die Indianer legten Blätter aus dieser Staude auf Wunden und beschleunigten damit die Heilung. Die Neugier der Wissenschaftler war geweckt, und wirklich stellte sich eine ganze Reihe von immunaktivierenden Faktoren heraus: Steigerung der Phagozytose-Rate von Granulozyten und Makrophagen, Erhöhung der Produktion von Zytokinen wie Interleukin-1 und -6 sowie des Tumor-Nekrose-Faktors. Auch die Förderung der Wundheilung bei äußerer Anwendung bestätigte sich. Präparate aus *Echinacea purpurea herba* lassen sich unterstützend (adjuvant) vor allem bei Infekten im Bereich der Atemwege und der ableitenden Harnwege sowie äußerlich, als Salbe, bei schlecht heilenden Wunden einsetzen.

## Taigawurzel

Der Name Taigawurzel (botanisch: *Eleutherococcus senticosus* bzw. auf die Wurzel bezogen *Eleutherococci radix*) verweist auf die Herkunft der Pflanze: Sie gedeiht in der fernöstlichen Taiga und wird auch Russischer Ginseng genannt. Für die Arznei werden von dem mehrjährigen, bis zu fünf Meter hohen Strauch die Wurzeln verwendet. Der Strauch wird mittlerweile auch in Kulturen gezogen. Nachgewiesen ist, dass Taigawurzelpräparate zu einer Zunahme von T-Lymphozyten und von Killerzellen führen. Außerdem misst man ihnen eine adaptogene Wirkung bei, also eine Leistungsverbesserung. Deshalb wird die Taigawurzel auch bei Müdigkeits- und Schwächegefühl, bei nachlassender Leistungsfähigkeit und in der Rekonvaleszenz eingesetzt.

Taigawurzel ist in verschiedenen Fertigarzneimitteln zu haben. Aus den feingeschnittenen Wurzeln kann auch Tee gekocht werden.

Zubereitung: 1 TL feingeschnittene Wurzeln mit 1 Tasse kochendem Wasser übergießen, 15 Minuten ziehen lassen, abseihen.

## Ginseng

Der Name Ginseng (botanisch: *Ginseng radix* für die Wurzel, *Panax ginseng* für die ganze Pflanze) bedeutet soviel wie »Menschenwurzel«, worin schon das hohe Ansehen dieser Heilpflanze zum Ausdruck kommt. Arzneilich wird die Wurzel des Strauches genutzt, der in Nordkorea und der Mandschurei beheimatet ist; die Wurzel kommt heute größtenteils aus Kulturen. Ginseng wird in der traditionellen chinesischen Medizin schon seit Jahrtausenden zur Aktivierung des *Qi*, das heißt der Lebensenergie, verwendet. Direkt auf die Funktionen des Immunsystems wirkt Ginseng durch eine Stimulation der T-Helferzellen und der B-Lymphozyten sowie durch eine Steigerung der körpereigenen Interferonproduktion. Aus koreanischen Studien geht hervor, dass Menschen, die Ginseng einnehmen, weniger häufig an Krebs erkranken. Wissenschaftlich anerkannte Indikationen in Deutschland sind der Einsatz von Ginseng als Tonikum zur Stärkung und Kräftigung bei Müdigkeits- oder Schwächegefühl, nachlassender Leistungs- und Konzentrationsfähigkeit sowie in der Rekonvaleszenz. Bei älteren Menschen wird unter dem Einfluss von Ginseng auch eine Aufhellung der Stimmung beobachtet. Ferner machen sich ein Antistresseffekt, eine Verbesserung der Lungenfunktion bei chronischen Atemwegserkrankungen und die Förderung einer ausgewogenen Darmflora sowie eine gewisse antioxidative Wirkung bemerkbar. Im Handel sind zahlreiche Ginsengpräparate, die keineswegs alle gleichwertig sind. Billigere Fertigpräparate sind oft unterdosiert. Man sollte sich deshalb in der Apotheke beraten lassen.

## Blütenpollen

Blütenpollen sind Mischpollen aus verschiedenen Blütenpflanzen, die von Bienen gesammelt wurden. Entsprechende Darreichungsformen zum Einnehmen enthalten in der Regel zwanzig bis vierzig verschiedene Blütenpollen. Der Wirkmechanismus ist bisher nicht bekannt. Nachgewiesen sind eine roborierende, also kräftigende Wirkung bei Schwächezuständen sowie eine Anregung des Appetits. Man nimmt jedoch an, dass Blütenpollen auch eine allgemeine Immunstimulation bewirken.

## Lebensbaum

Der Lebensbaum (botanisch: *Thuja occidentalis*) ist in Amerika heimisch und bei uns als Zierstrauch oder Baum bekannt. Aus seinen Triebspitzen werden Substanzen gewonnen, die vor allem eine virustatische, das heißt virenabwehrende Wirkung haben und sich deshalb zur Behandlung von Warzen eignen. Experimentell ist auch eine immunmodulierende Wirkung nachgewiesen, weil die T-Helferzellen stimuliert werden. Thujasubstanzen sind in diversen Kombinationspräparaten enthalten.

## Schwarzkümmel

Schwarzkümmel (botanisch: *Nigella sativa*) ist ein Doldengewächs, das überall im Nahen Osten und in Südasien angebaut wird. Das Öl, das aus den Samen gewonnen wird, nutzte man schon in der Antike als Heilmittel. Es enthält Substanzen, die Tumorzellen angreifen und ihr Wachstum hemmen. Schwarzkümmel regt die Immunzellen zu verstärkter Aktivität an und hemmt Viren.

## Schöllkraut

Schöllkraut (botanisch: *Chelidonium maius*) ist eine bis zu einem Meter hohe Pflanze, die einen gelben Milchsaft enthält und als Unkraut an Mauern, Wegrändern und auf Schuttplätzen gedeiht. In der Phytotherapie werden ihre Inhaltsstoffe schon lange für Arzneien gegen krampfartige Beschwerden im Bereich der Gallenwege und des Magen-Darm-Trakts verwendet. Alternative Mediziner weisen auf überraschende Erfolge u. a. in der Onkologie hin, ohne dass das Wirkprinzip bisher allerdings näher definiert ist.

## Osterluzei

Osterluzei (botanisch: *Aristolochia clematitis*) stammt ursprünglich aus dem Mittelmeerraum und gedeiht bei uns zum Beispiel auf Geröllhalden. Die Pflanze wurde in der Volksmedizin gern gegen Geschwüre und schlecht heilende Wunden eingesetzt. Inzwischen hat man eine Erklärung für diese Wirkung: Die Inhaltsstoffe der Pflanze steigern die körpereigenen Abwehrkräfte und wirken antibiotisch.

## Kapuzinerkresse

Kapuzinerkresse (botanisch: *Tropaeolum maius*) stammt ursprünglich aus Peru und gewann in unseren Breiten als Ziergewächs an Beliebtheit. In Peru wurden die frischen Blätter seit jeher zur Behandlung von infizierten Wunden verwendet. Die Forschung konnte mittlerweile einen bakterien- und virenabwehrenden Effekt nachweisen. Außerdem aktivieren die Wirkstoffe die unspezifischen Abwehrkräfte. Sie sind in verschiedenen Präparaten enthalten. Indikationen sind vor allem Harnwegserkrankungen und grippale Infekte.

## Hagebutte

Die Hagebutte ist die Scheinfrucht der Heckenrose (botanisch: *Rosa canina*), die bei uns überall wild gedeiht. Die vollreifen roten Früchte werden getrocknet als Tee zubereitet; man kann sie aber auch als Mus zu sich nehmen. Die Früchte enthalten besonders viel Vitamin C, das generell die Abwehrkraft gegen Infektionen steigert. Hagebuttentee wird deshalb gern bei Infekten und Fieber, bei schlecht heilenden Wunden und allgemeiner Schwäche getrunken. Zubereitung des Tees: 2 gehäufte TL zerkleinerte Hagebutten mit ¼ l Wasser übergießen, zum Sieden bringen und 10 Minuten lang kochen lassen, abseihen. Der Vitamingehalt bleibt im Tee ein paar Stunden erhalten.

## Holunder

Der Holunder (botanisch: *Sambucus nigra*) ist ein baumartiger Strauch, der überall gut gedeiht. Als Arznei verwendet man vor allem die Blüten, die getrocknet als Tee zubereitet werden. Holunderblütentee regt allgemein die körpereigenen Abwehrkräfte an. Bewährt hat er sich vor allem als Vorbeugungsmittel gegen Erkältungen und Grippe.
Zubereitung des Tees: 2 gehäufte TL Blüten mit ¼ l kochendem Wasser übergießen und 10 Minuten ziehen lassen, abseihen.

## Linde

Die Linde wächst bei uns als Sommerlinde (botanisch: *Tilia platyphyllos Scopoli*) und als Winterlinde (botanisch: *Tilia cordata Miller*). Arzneilich genutzt werden die getrockneten

Blüten beider Arten. Ähnlich wie Hagebutte und Holunder aktivieren sie als Tee die Abwehrkräfte und werden vor allem bei Erkältungskrankheiten eingesetzt, aber auch zur Vorbeugung.

Zubereitung des Tees: 2 TL Lindenblüten mit 1/4 l kochendem Wasser übergießen, 10 Minuten ziehen lassen, abseihen.

# Immunität und Essen

Natürlich wissen Sie, was AIDS ist – das Erworbene Immunschwäche-Syndrom (Acquired Immune Deficiency Syndrome). Aber können Sie sich auch unter NAIDS etwas vorstellen? Das N steht für *nutritional,* und NAIDS bedeutet demzufolge das durch Ernährung erworbene Immunschwäche-Syndrom. So jedenfalls nennen Experten eine durch Unterernährung hervorgerufene Immunschwäche. Schon 1997 wurde auf einer Tagung der Deutschen Gesellschaft für Ernährung an der Universität Hohenheim berichtet, dass in den Ländern der Dritten Welt täglich mehrere zehntausend Kinder an den Folgen einer solchermaßen bedingten Immunschwäche sterben, weil ihr Organismus selbst mit an sich harmlosen Infektionen nicht fertig wird. Das verdeutlicht auf drastische Weise, wie sehr das Immunsystem mit der Ernährung zusammenhängt.
Aber auch bei uns, in den keineswegs an Nahrungsmangel leidenden Industrienationen, sind ernährungsbedingte Störungen und Schädigungen der körpereigenen Abwehr eine häufige Erscheinung, ja sogar eine der Hauptursachen. »Sie entstehen bei uns«, so Professor Günther Wolfram auf dieser Tagung, »natürlich nicht durch einen Mangel an Nahrung, sondern durch eine unausgewogene und zu energiereiche Kost. Es fehlt dann oft an Stoffen, die für das Immunsystem essenziell sind«[7] – und essenziell heißt schlichtweg lebenswichtig.

## Viele leiden an Mangelernährung

Mangelernährung trotz Überfluss? Zunächst kann man sich das ja vielleicht gar nicht vorstellen. Wir haben doch alles, so mag man argumentieren. Wenn man allein die Fülle des Lebensmittelangebots in Betracht zieht und auch, welch ernsthaftes Problem das Übergewicht in unserer Gesellschaft für die Gesundheit darstellt, scheint der Gedanke an einen Mangel fast schon grotesk. In der Tat, es fehlt uns nicht an den drei Grundsäulen der Ernährung, an Kohlenhydraten also, an Eiweiß und Fett. Niemand leidet bei uns Hunger. Und dennoch muss man – und das gilt für viele Menschen mehr oder minder – von einer Mangelernährung sprechen. Denn neben diesen drei Grundstoffen muss uns die tägliche Ernährung noch etwas anderes zuführen. Die Rede ist von Mikronährstoffen, die man wegen ihrer vitalen Bedeutung auch gern als Vitalstoffe bezeichnet, nämlich die Vitamine, die Mineralstoffe und Spurenelemente, die Aminosäuren, die Fettsäuren und nicht zuletzt die so genannten sekundären Pflanzeninhaltsstoffe. Sie sind es, die unsere Gesundheit ganz wesentlich bestimmen und von denen auch die Funktion des Immunsystems abhängt. Sie sollen später noch zur Sprache kommen. Zunächst jedoch die drei Grundnährstoffe:

## Eiweiß

Eiweiß, auch Protein genannt, setzt sich im Wesentlichen aus Aminosäuren zusammen und liefert den Baustoff für alle Zellen. Der Körper baut es zu einer Reihe von spezifischen Proteinen um, je nach Bedarf. Auch die Zellen des Immunsystems werden auf diese Weise gebildet. Ein Eiweißmangel führt dementsprechend auch zu einer Verminderung der Antikörperproduktion und der antikörperbildenden Zellen. Eiweiß kommt sowohl aus tierischen wie auch aus pflanzlichen Lebensmitteln. Lieferanten tierischer Herkunft sind Milch, Käse, Fleisch, Fisch und Eier, als besonders gute pflanzliche Lieferanten gelten Soja, Nüsse, Teigwaren und Brot. Vegetarier haben es also nicht so leicht, doch entstehen bei ihnen keine Eiweißdefizite, wenn sie sich lactovegetabil ernähren, also Milch und Milchprodukte verzehren. Veganer hingegen, die strikt auf jegliche Lebensmittel tierischer Herkunft verzichten, können Probleme bekommen. Bei der Eiweißzufuhr richtet man sich im Allgemeinen nach folgender Formel: ein Gramm reines Eiweiß pro Kilo Körpergewicht am Tag. Über die Zusammensetzung von Nahrungsmitteln – nicht nur, was den Eiweißgehalt angeht – geben Lebensmitteltabellen Auskunft (siehe Literaturhinweise Seite 247). Zu viel Eiweiß kann allerdings auch schädlich sein, weil sich dann zum Beispiel degenerative Gefäßprobleme entwickeln können.

## Kohlenhydrate

Kohlenhydrate sind Energielieferanten. Ausgesprochen reich an diesem Grundnährstoff sind, wie allgemein bekannt, Teigwaren, Brot, Hülsenfrüchte und Nüsse. Aber auch andere pflanzliche Lebensmittel sind gute Lieferanten, also Obst und Gemüse. Problematisch sind die so genannten leeren Kohlenhydrate. Gemeint damit sind Zucker und Weißmehl und natürlich auch alle daraus zubereiteten Speisen. Man nennt sie leer, weil sie zum größten Teil aus reinen Kohlenhydraten bestehen und viel zu wenig oder fast gar keine anderen vitalen Substanzen enthalten. In Zucker sind gar keine, in Weißmehl viel zu wenig Vitamine und Mineralstoffe zu finden. Und die fehlen dann nicht zuletzt auch dem Immunsystem. Kohlenhydrate haben auch eine spezielle Funktion für das Immunsystem: Sie regen die Hormone der Nebenniere an, die gebraucht werden, um überschießende Reaktionen des Immunsystems einzudämmen.

## Fett

Ohne Fett könnten wir nicht leben. Das geht schon allein aus der Tatsache hervor, dass unser Körper zum Teil aus Fett besteht, das, genau wie das Eiweiß, ständig erneuert werden muss. An die 25 Prozent der Kalorienmenge gilt es deshalb mit Fetten zu decken. Diese Faustregel sollten gesundheitsbewusste Menschen, die dem Nahrungsfett sehr skeptisch gegenüberstehen, nicht außer Acht lassen. Im Allgemeinen tritt in unserer Ernährung allerdings kein Fettmangel auf - ganz im Gegenteil: Immer noch lautet die Klage der Ernährungsexperten, dass der Fettverzehr viel zu hoch sei. Denn es ist ja nicht nur das offene Fett wie Butter, Margarine oder Öl. Das Zuviel an Fett führen wir uns hauptsächlich durch versteckte Fette zu, also mit Wurst, Käse, Sahne usw. Hier einzusparen, mag zwar schwer fallen, ist aber höchst sinnvoll. Ein Überschuss an tierischen Fetten schwächt zum Beispiel die Leistung der für das Immunsystem so wichtigen Thymusdrüse (siehe Seite 30).

Wir decken unseren Fettbedarf sowohl mit tierischen als auch pflanzlichen Lebensmitteln. Zurückhaltung geboten ist vor allem im ersten Fall. Denn tierische Fette - ausgenommen das von Fischen - bestehen fast ausschließlich aus gesättigten Fettsäuren, pflanzliche Fette dagegen aus einfach und mehrfach ungesättigten Fettsäuren. Letztere sind zum Beispiel nicht nur ein Schutzmittel für Herz und Gefäße, sondern haben auch einen günstigen Einfluss auf das Immunsystem, wie später noch zu zeigen sein wird. Es ist also sinnvoll, pflanzlichen Fetten den Vorzug zu geben, konkret gesagt: nur mit wertvollem Pflanzenöl zu garen.

## Schön – aber denaturiert

Seit geraumer Zeit ist immer wieder die Rede von denaturierten Lebensmitteln. Ein Beispiel wurde bereits erwähnt: das »schöne« weiße Mehl, aus dem sich so köstliche Backwaren bereiten lassen. Sie haben nur den Nachteil, dass durch den hohen Ausmahlungsgrad ein großer Teil der Vitalstoffe, das heißt der Substanzen, die das Immunsystem dringend braucht, verloren geht, und die Ballaststoffe gleich mit. Auf vergleichbare Weise werden heute zahlreiche Lebensmittel geschönt oder raffiniert, was ihren Wert für den Menschen stark mindert. Auch Öle sind ein Beispiel dafür. Der verwöhnte Verbraucher schätzt es nicht, wenn Öle trüb belassen werden. Also hat man Methoden entwickelt, um solche Trübstoffe zu entfernen. Nur: Damit werden auch Mikrosubstanzen eliminiert, die eigentlich der Gesundheit dienen. Ebenso wird durch die langfristige Haltbarmachung verschiedener Lebensmittel oft ihr Gesundheitswert geschmälert, so praktisch das auch ist. Die Substanzen, die man dafür benutzt und die der Verbraucher an Hand der E-Nummern identifizieren kann, sind im Einzelnen wohl unbedenklich, in ihrer Summe jedoch nicht. Man denke beispielsweise nur an die vielen Allergieauslöser, die sich darunter befinden.

## Besser Vollwert

Die Alternative zu denaturierter Nahrung ist eine Vollwerternährung oder zumindest möglichst naturbelassene Produkte. Trotz unseres Überangebots an Lebensmitteln ist eine Kost, die sich an diesen Kriterien orientiert, nicht gerade leicht zu realisieren. Mittlerweile sind jedoch vollwertige Lebensmittel nicht nur in Bioläden mit ökologisch unbedenklichen Produkten erhältlich, sondern auch in Supermärkten. Man sollte wenigstens manchmal von ihnen Gebrauch machen.

## Vermeidbare Verluste

Und noch eines gilt es zu bedenken: Bei vielen pflanzlichen Lebensmitteln geht ein Teil ihres Nährwerts durch Lagerung und Zubereitung verloren. Dagegen hilft nur eines: Immer möglichst frische Produkte verwenden und auch schonend garen, selbst wenn das vielleicht mehr Umstände bereitet. Ein ganz großer Feind einer vitalstoffreichen Kost ist das Kochen auf Vorrat und das Wiederaufwärmen. Wilhelm Busch hat zwar über das Sauerkraut die köstlichen Zeilen gedichtet: «...wovon sie besonders schwärmt, wenn es wieder aufgewärmt.« Doch was der Genießer dann im Topf hat, hat gesundheitlich kaum noch einen Wert.

## Gut verdaut

Über den Nutzen der Nahrung für unsere Gesundheit entscheidet letztendlich aber auch die Art und Weise, wie wir sie zu uns nehmen. Die Verdauung und damit die Verwertung der Speisen und ihrer Inhaltsstoffe beginnt schon im Mund. Speichel feuchtet die Nahrung nicht nur an und macht sie dadurch gleitfähiger. Er vermischt sie auch mit Enzymen, die es Magen und Darm leichter machen, sie dann optimal aufzuschließen. Die Einspeichelung geschieht umso gründlicher, je besser man kaut. Wie wichtig das ist, macht ein Vergleich deutlich, den Ernährungsexperten gern heranziehen: Speichelt man die Speisen nicht genug ein, ist das, wie wenn man bei einem Mantel den ersten Knopf in das falsche Loch steckt, denn dann sitzen auch alle weiteren Knöpfe falsch. Auf die Verdauung bezogen bedeutet das, dass auch alle weiteren Verdauungsvorgänge nicht mehr stimmig ablaufen. Gründliches- und das heißt langsames- Kauen kann man sich anerziehen. Es empfiehlt sich, auch Speisen, die man ohne Kauen schlucken könnte, beispielsweise Milch, Suppen oder Brei, durch einige Kaubewegungen einzuspeicheln.

## Immer mit der Ruhe

Generell sollte man bei der Nahrungsaufnahme eine gewisse Gelassenheit walten lassen. Hastig hinuntergeschlungene Speisen führen nämlich auch zu einer Beeinträchtigung der Verdauungstätigkeit des Magens. Oder anders ausgedrückt: Auch der Magen braucht für eine optimale Verdauung innere Gelassenheit. Schließlich ist er ein Organ, das auf nervöse Reize äußerst empfindlich reagiert. Die Bauchspeicheldrüse ist in ihrer Funktionsfähigkeit ebenfalls von der psychischen Befindlichkeit abhängig und arbeitet am besten bei ausgeglichener Gemütslage. »Das schönste Essen« hat der Arzt und Psychotherapeut Dr. Wilfried Dogs einmal geschrieben, »kann zu Magenbeschwerden führen und kann sogar Übelkeit verursachen, wenn es in gespannter Atmosphäre eingenommen wird.«[8] Kaum geringer ist der psychische Einfluss auf den Darm.

## Übergewicht schadet dem Immunsystem

Ein typisches Problem unserer Gesellschaft ist das Übergewicht. Von den Gründen braucht hier nicht geredet zu werden – sie sind bekannt. Nicht minder bekannt sind die vielen schädlichen Folgen. Es sei jedoch besonders darauf hingewiesen, dass Übergewicht auch die körpereigene Abwehr beeinträchtigt. Denn ein Zuviel an Nahrungsenergie schwächt ihre Leistungsfähigkeit. Und je höher das Übergewicht ist, desto mehr hat die Abwehr ständig zu verarbeiten, anstatt sich mit wichtigeren Aufgaben zu beschäftigen. Zur Verbesserung des Immunsystems ist es also ratsam, sein Normalgewicht zu halten bzw. Übergewicht abzubauen. Die Frage ist nur, wie?

## Keine Hilfe durch Diäten

Reduktionsdiäten werden seit vielen Jahren in immer wieder anderen Variationen angeboten. Sie alle versprechen einen raschen Gewichtsverlust. Kaum ein anderes Thema ist in Zeitschriften ein derartiger Dauerrenner. Und jede dieser Diäten, mögen sie auch noch so konsequent durchgezogen werden, bedeutet letztlich eine mehr oder minder große Enttäuschung. Denn kaum hat man sie – durchaus mit einem gewissen Erfolg – absolviert, geht das Gewicht auch schon wieder nach oben. Allenfalls mag der Bikini eine Weile wieder besser passen, wenn man nur ein paar Pfunde zu viel hatte. Aber eine sinnvolle Möglichkeit, Übergewicht – vor allem höheres – auf Dauer zu reduzieren, sind sie leider nicht.

## Reizhunger durch Vitalstoffarmut

Übergewicht entsteht nicht von heute auf morgen, sondern über einen langen Zeitraum. Das ist schon der erste Hinweis: Vergleichsweise langsam sollte man es auch abbauen. Das geht nicht ohne eine Umstellung der Ernährung, und das wiederum geht nicht, ohne die Kalorien zu reduzieren. Wer sein Gewicht nur halten will, nimmt pro Tag zwischen 2000 und

2500 Kalorien zu sich, je nach Alter. Eine Reduktion um ein paar hundert Kalorien genügt, um langsam abzunehmen. Es kommt allerdings darauf an, die richtigen Lebensmittel zu wählen. Und richtig heißt in diesem Fall: Man sollte möglichst nur vollwertige Nahrungsmittel essen, solche also, die einen hohen Gehalt an Mikronährstoffen besitzen. Sie sättigen nämlich besser. Nach Meinung von Ernährungsexperten führt eine vitalstoffarme Ernährung zu einem Reizhunger: Der Organismus versucht dann, den Mangel auszugleichen, indem er vermehrt nach Nahrung verlangt. Praktisch bedeutet das: Man bevorzuge überwiegend frische pflanzliche Kost, dagegen wenig Fleisch. Pflanzliche Nahrung enthält auch reichlich Ballaststoffe, die ebenfalls zur Sättigung beitragen, weil sie den Magen füllen.

## Ein paar Faustregeln zum Abnehmen

Auch das schon erwähnte gründliche Kauen hilft beim Abnehmen: Wer langsam isst, wird mit weniger Kalorien satt. Eine kleine Hilfe ist es, wenn man seine Mahlzeiten möglichst immer zur gleichen Zeit einnimmt – und besser fünf kleinere als drei gehäufte Teller am Tag. Das Abendessen sollte am spärlichsten ausfallen. Späte Mahlzeiten werden nämlich nicht nur am schwersten verdaut, sondern belasten nicht zuletzt auch das Immunsystem. Natürlich ist Zurückhaltung bei kalorienreichen Speisen angezeigt; das gilt nicht nur für Fett, sondern auch für Fleisch. Und selbstverständlich sollte man leere Kohlenhydrate lieber meiden – wenn man abnehmen will, sogar vollkommen. Ein Problem sind auch kalorienhaltige Getränke: Je weniger, desto besser. Eine Ausnahme macht nur ein Gläschen Wein (ein Achtelliter) zu einer Hauptmahlzeit. Die Franzosen schwören darauf, dass ihnen das beim Gewichthalten hilft.

## Abnehmen durch Bewegung

Eine entscheidender Faktor beim Abnehmen ist Bewegung. Mit jeder körperlichen Anstrengung werden Kalorien verbraucht: 50 Kalorien durch zehn Minuten Gymnastik, 100 durch sieben Minuten Laufen oder vierzehn Minuten Tennis, 260 durch 60 Minuten zügiges Wandern, um nur ein paar Beispiele zu nennen. Dabei kann man eine interessante Beobachtung machen: Ein Mehr an Bewegung erzeugt keineswegs ein Mehr an Appetit – im Gegenteil, er wird sogar eher geringer. Erklären lässt sich das durch eine Aktivierung des Stoffwechsels durch die Bewegung.

## Hände weg von Appetitzüglern und Abführmitteln

Und noch ein Rat: Versuchen Sie nicht, sich das Abnehmen durch die Einnahme von Appetitzüglern zu erleichtern, erst recht nicht durch Abführmittel. Auch Sauna ist kein Mittel, um abzunehmen, so empfehlenswert sie sonst auch ist. Alles, was man dabei vorübergehend an Gewicht verliert, beruht nur auf dem ausgeschiedenen Schweiß – der Körper holt sich die Flüssigkeit sofort wieder zurück. Ähnlich wirkungslos sind auch Diuretika, Entwässerungsmittel.
Abführmittel sollte man schon allein deshalb nicht verwenden, weil sie die Darmflora schädigen. Allerdings stellt auch eine chronische Verstopfung (Obstipation) eine Gefährdung für das Immunsystem dar, weil sich dadurch Gifte im Darm bilden können. Derartige Probleme lassen sich jedoch grundsätzlich durch natürliche Hilfen beseitigen. Ideal wäre ein täglicher Stuhlgang. Doch auch wenn er nur alle zwei Tage erfolgt, ist das normal. Von einer chronischen Obstipation spricht man erst, wenn die Intervalle länger sind.

## Ein Programm gegen Obstipation

Einer der Hauptgründe für Obstipation ist ein Mangel an Ballaststoffen in der täglichen Ernährung. Denn diese im Wesentlichen unverdaulichen pflanzlichen Faserstoffe sorgen für die nötige Darmbewegung (Peristaltik), schieben den Stuhl sozusagen an – deshalb sind gerade Obst und Gemüse so wichtig. Sollte sich der Stuhlgang allein durch mehr pflanzliche Kost nicht verbessern, hilft in aller Regel ein vier- bis achtwöchiges Programm, um die Obstipation zu beseitigen:

- Noch im Bett macht man eine Bauchmassage von zwei bis drei Minuten Dauer; dabei eine Faust mit leichtem Druck über den Bauch kreisen lassen.
- Gleich nach dem Aufstehen ein Glas lauwarmes Wasser trinken.
- Zum Frühstück einen Frischkornbrei oder ein Müsli aus Vollkornflocken mit Obst und mindestens zwei Tassen eines Getränks zu sich nehmen. Kaffee hat übrigens eine leicht abführende Wirkung. Dazu ein bis zwei Esslöffel Weizenkleie oder Leinsamen übers Müsli geben.
- In der ersten Stunde nach dem Frühstück die Toilette aufsuchen, auch wenn kein Drang vorhanden ist; so erzieht man den Darm allmählich zu einer gewissen Regelmäßigkeit.
- Vormittags und nachmittags etwas Obst oder einen Becher ungesüßten Joghurt essen.
- Zum ballaststoffreichen Mittagessen aus überwiegend pflanzlicher Kost ebenfalls Weizenkleie oder Leinsamen geben.
- Auch tagsüber reichlich trinken, denn Flüssigkeit hält den Stuhl weich.
- Bewegung, zum Beispiel einen Verdauungsspaziergang machen.

- Tagsüber zwei- bis dreimal die Bauchmuskulatur kräftigen: Den Bauch zehn Sekunden lang kräftig einziehen, dann langsam entspannen; insgesamt fünf Wiederholungen.

Sollte sich damit kein Erfolg einstellen, gibt es weitere Hilfen durch den Therapeuten: Akupunktur, eventuell auch Akupressur und Homöopathie.

# Immunität und Trinken

Wasser sei der Urstoff aller Materie, so meinte einst der griechische Philosoph Thales von Milet. Diese idealistische Auffassung hält natürlich der modernen Wissenschaft nicht stand. Doch es steckt darin auch die Beobachtung, dass Leben ohne Wasser nicht möglich wäre. Ohne Nahrung kann der Mensch notfalls einige Wochen auskommen – ohne Flüssigkeit würde sein Organismus schon nach wenigen Tagen versagen. Den Großteil an Flüssigkeit, den wir täglich brauchen, nehmen wir durch Trinken zu uns, einen ebenfalls nicht unbeachtlichen Anteil beziehen wir aus wasserhaltigen Lebensmitteln. Ausgeschieden wird die Flüssigkeit nicht nur durch den Urin, sondern auch durch den Stuhl, durch Schweiß und durch die Atmung. Das Gleichgewicht zwischen Flüssigkeitsaufnahme und Flüssigkeitsausscheidung ist enorm wichtig für das Funktionieren des Organismus.

## Risikofaktor Flüssigkeitsdefizit

Zu erläutern, welche genauen Auswirkungen eine zu geringe Flüssigkeitsaufnahme hat, würde den Rahmen dieses Buches sprengen. Eine dieser Folgen ist jedoch im Zusammenhang mit dem Immunsystem von großer Bedeutung. Wenn der Körper nicht mit genug Flüssigkeit versorgt wird – und das kann schon durch den Schweißverlust bei hohen Temperaturen oder bei körperlicher Anstrengung der Fall sein –, wird das Blut dicker. Es fließt entsprechend träger. Damit ist aber auch die Beweglichkeit vieler Immunzellen gehemmt. Zudem dickt die Lymphflüssigkeit ein und vermag ihre immunologischen Funktionen nicht mehr ausreichend zu erfüllen. Mit einem

Wort: Ein Flüssigkeitsdefizit genügt schon, dass das Immunsystem nicht mehr so gut arbeiten kann.
Und es kommt noch etwas hinzu: Ein Flüssigkeitsdefizit führt auch zu einer Erhöhung der Salzkonzentration im Blut. Ein normaler Salzgehalt ist aber notwendig, weil er den Druck auf die Zellen im Gleichgewicht hält. Ist die Salzkonzentration indessen zu hoch, treten essenzielle Substanzen aus den Zellen aus und die betroffenen Zellen sterben ab. Das ist einer der Gründe, warum vor allem bei älteren Menschen bei einem Flüssigkeitsdefizit die Zellen vorzeitig absterben.

## Kein Verlass auf den Durst

Das alles lässt sich auf die einfachste Weise vermeiden: Man muss nur genug trinken! Genug heißt: Wenigstens eineinhalb Liter am Tag, besser noch mehr. Die Erfahrung lehrt, dass gerade Senioren sich nicht an diese Faustregel halten. Auf den Durst kann man sich nämlich nicht verlassen. Auch bei einem Flüssigkeitsdefizit nimmt man nicht unbedingt ein Durstgefühl wahr – deshalb trinken viele Menschen extrem wenig. Man sollte also auch ohne Durst immer wieder mal – über den ganzen Tag verteilt – Flüssigkeit zu sich nehmen. Auch Kinder neigen vielfach dazu, zu wenig zu trinken, Ärzte beklagen das immer wieder. Im Einzelfall mag das nicht so gravierend wie bei alten Leuten sein, eine gar nicht so seltene Folge sind später aber Nierenprobleme.

## Leitungswasser oder Mineralwasser

Für das Funktionieren des Organismus und damit auch des Immunsystems ist reines Wasser – im Prinzip unser allerwichtigstes »Lebensmittel« – durchaus genug. Die Qualität des Leitungswassers lässt in manchen Städten leider oft zu wünschen übrig. Schon allein deshalb greifen viele zu attraktiveren Getränken. Unbestreitbar steht heute das Mineralwasser bei uns an erster Stelle. Man schätzt es, weil es keinerlei Kalorien hat, nachhaltig den Durst stillt und, wenn es Kohlensäure enthät, auch erfrischt. Der Gehalt an verschiedenen Mineralstoffen und Spurenelementen vermag auch eventuellen Defiziten auf diesem Gebiet entgegenzuwirken. Bei Dauerkonsum von Sorten mit extrem hohem Mineraliengehalt und von so genanntem Heilwasser ist es allerdings empfehlenswert, den Hausarzt zu befragen.

## Limonaden und Colagetränke

Limonaden und Colagetränke – Letztere mit anregender Wirkung – haben leider einen Nachteil: Sie sind sehr stark gezuckert. Damit nimmt man nicht nur viele Kalorien zu sich, sondern auch die erwähnten leeren Kohlenhydrate. Wer dennoch auf diese Getränke nicht verzichten will, sollte eine Sorte mit Süßstoff wählen.

## Milch und Buttermilch

Milch ist eigentlich kein Getränk, sondern ein flüssiges Lebensmittel und somit nicht unbedingt ein Durstlöscher. Sie liefert wertvolles Eiweiß, wichtige Mineralstoffe, Spurenelemente und Enzyme. So mancher ältere Mensch verträgt Milch allerdings nicht. Um sie zu verdauen, braucht der Körper nämlich ein Enzym namens Lactase. Mit zunehmendem Alter produziert der Organismus jedoch immer weniger davon. Besteht generell eine Laktoseintoleranz, ist Buttermilch oder Kefir, also vergorene Milch, günstiger. Beide haben zudem weniger Fett und somit auch weniger Kalorien.

## Kaffee

Kaffee hat ohne Zweifel eine anregende Wirkung. Sein Wirkstoff Koffein intensiviert die Tätigkeit von Kreislauf und Nerven und erweitert die Blutgefäße. Viele Menschen fühlen sich auch in ihrer Denkfähigkeit beflügelt. Der Konsum sollte bis zu vier Tassen täglich nicht überschreiten. Für den Magen bekömmlicher ist Kaffee mit Milch. Völlig unbedenklich kann man seinen Flüssigkeitsbedarf mit Malzkaffee, auch Landkaffee genannt, decken.

## Schwarzer und grüner Tee

Auch Tee enthält Koffein, wirkt also im Prinzip anregend. Allerdings ist dieser Gehalt bei Tee geringer als bei Kaffee. »Erfunden« haben das Teetrinken die Chinesen, die bekanntlich auch die längste Erfahrung mit seiner Nutzung als Heilmittel haben. Der schwarze und der grüne Tee unterscheiden sich vor allem durch die Art ihrer Gewinnung. Die Blätter des schwarzen Tees werden fermentiert und getrocknet, wodurch dieser Tee etwas intensiver schmeckt. Die Blätter des grünen Tees werden dagegen nicht fermentiert, sondern mit heißem Dampf behandelt.

Beiden Arten ist gemeinsam, dass sie viel Flavonoide enthalten. So nennt man eine Reihe von Pflanzeninhaltsstoffen, die vor allem eine antioxidative Wirkung haben. Anders gesagt:

Sie vermögen so genannte freie Radikale im Körper unschädlich zu machen, die an der Entstehung zahlloser Krankheiten beteiligt sind (siehe Seite 87f). Aus verschiedenen Studien geht hervor, dass mit Hilfe der Inhaltsstoffe beider Teearten zum Beispiel ein zu hoher Cholesterinspiegel leicht gesenkt wird. Und vor allem: Man geht mittlerweile davon aus, dass Tee die Entwicklung verschiedener Krebsarten zu bremsen vermag, dass Tee also auch eine immunologische Bedeutung hat. In dieser Hinsicht wird dem grünen Tee der Vorzug gegeben, denn er enthält nicht nur eine höhere Konzentration an Vitamin D, $B_{1,}$ $B_2$ und C, sondern auch an Epigallocatechingallat (EGCG), einem Radikalenfänger.

## Kräutertees und ihre Wirkung

Kräutertees – die mit dem schwarzen und grünen Tee nichts zu tun haben – waren früher oft die einzige Medizin, die zur Verfügung stand. Sie werden aber auch heute noch gern zur Behebung kleiner Beschwerden oder zur Vorbeugung getrunken. Im Rahmen der empfohlenen Mengen haben sie in aller Regel keine Nebenwirkungen, und die meisten von ihnen schmecken auch recht gut. Allerdings sollen die meisten nur zeitweise, nämlich bei den entsprechenden Beschwerden getrunken werden.

Als Haus- oder Familiengetränk empfehlen kann man Pfefferminze, die zugleich ein mildes Mittel gegen Übelkeit oder Brechreiz ist, eventuell auch Kamille zur Magenberuhigung. Weißdorn eignet sich für eine Herzdauertherapie, weil er die Sauerstoffzufuhr und den Stoffwechsel beim so genannten Altersherz günstig beeinflusst, sowie bei Dauerstress. Manche Kräutertees lassen sich kurmäßig – also über einige Wochen – einsetzen: Brennnessel zur Anregung des Stoffwechsels, Fenchel und Anis bei Magenproblemen und Blähungen, Goldrute bei Nierenproblemen, Hagebutte, Flieder und Holunderblüten in Erkältungszeiten, Mariendistel als Leberschutzmittel, Salbei bei übermäßiger Schweißentwicklung, Thymian bei Husten. Beruhigend und deshalb auch schlaffördernd wirken Baldrian, Hopfen und Melisse. Bei der Zubereitung und Dosierung sollte man sich unbedingt an die Rezeptur halten und zum Süßen Süßstoff oder Honig verwenden. In Zweifelsfällen empfiehlt es sich, mit dem Hausarzt oder Apotheker Rücksprache zu halten.

## Obst- und Gemüsesäfte

Die in pflanzlicher Rohkost und in Obst reichlich enthaltenen Vitalstoffe bleiben auch in den aus ihnen frisch gepressten Säften erhalten; lediglich die Ballaststoffe gehen verloren. Für Menschen, die sich aus irgendwelchen Gründen nicht so sehr für eine überwiegend vegetarische Ernährung begeistern können, sind solche Säfte somit eine gute Möglichkeit, wenigstens auf diese Weise zu mehr Vitalstoffen zu kommen. Im Prinzip lässt sich jede Frucht, jedes Gemüse und jede Salatpflanze zu Presssaft verarbeiten. Alles, was man dazu braucht, ist ein Entsafter. Es ist immer wieder erstaunlich, wie viel Saft dabei herauskommt. Äpfel zum Beispiel erbringen bis zu 70 Prozent Saft, Rettich 66, Rote Bete 50, Mohrrüben 48 Prozent. Presssäfte sind auch auch in Apotheken und Reformhäusern erhältlich. Immer sind sie ein erfrischendes und zugleich kalorienarmes Getränk. Allerdings verlieren sie bereits nach einer Stunde einen Teil ihrer Wirkstoffe und ihres Aromas. Man sollte also immer erst dann entsaften, wenn man auch etwas trinken will. Und natürlich gilt auch hier: Die Rohware sollte nach Möglichkeit nicht denaturiert sein.

Viele der handelsüblichen Fertigsäfte, die dauerhaft haltbar sind, weisen reichlich Vitalstoffe auf. Nicht mit Zucker gesüßten Säften sollte man den Vorzug geben. Und natürlich lassen sich alle Säfte gut mit Wasser oder Mineralwasser verdünnen.

## Alkohol hat zwei Seiten

Stellt sich noch die Frage nach dem Alkohol. Wie schon gesagt: Um den Flüssigkeitsbedarf des Körpers zu decken, würde allein Wasser genügen. Alkoholische Getränke sollten in dieser Hinsicht eigentlich keine Rolle spielen. Denn Alkohol hat nun einmal zwei Seiten.

Werfen wir zunächst einen Blick auf die negativen Auswirkungen. In unserer Gesellschaft ist Alkoholismus durchaus ein Problem. Er kann nicht nur die Gesundheit zerstören, sondern auch die Persönlichkeit verändern. Die Abhängigkeit und damit eine echte Gefährdung entwickelt sich freilich oft erst im Lauf der Jahre. Aber selbst bei gemäßigtem regelmäßigen Konsum kann Alkohol zu enormen gesundheitlichen Problemen führen, am bekanntesten sind wohl Leberschäden. Im Grunde können nahezu alle Organe angegriffen werden, der Magen ebenso wie das Gehirn oder das Nervensystem. Nicht zuletzt wird auch das Immunsystem durch übermäßigen Alkoholkonsum geschwächt. Weniger bekannt ist die Tatsache, dass Alkohol die Krebsgefahr erhöht. Generell hat Alkoholkonsum einen Mangel an Vitaminen und Mineralstoffen zur Folge, vor allem an Vitamin $B_1$, $B_6$ und $B_{12}$, an Niacin, Pantothensäure, Folsäure und Magnesium.

## Die Menge macht das Gift

Dennoch gilt auch für Alkohol die Erkenntnis des Paracelsus: *Dosis facit venenum – die Menge macht das Gift:* Wie groß die »Dosis« Alkohol sein darf, um noch kein Gift zu sein, lässt sich etwa so formulieren: 50 Gramm Alkohol beim gesunden erwachsenen Mann, 25 Gramm bei der gesunden erwachsenen Frau. Frauen können nämlich Alkohol nicht so gut verarbeiten wie Männer. Die Betonung liegt dabei jedoch auf gesund. Wer in irgendeiner Form bereits angegriffen ist, muss das Limit entsprechend niedriger angesetzen oder am besten gänzlich auf Alkohol verzichten. Und die obige Faustregel bedeutet auch nicht, dass man jahrelang unbedenklich die Maximalmenge an Alkohol zu sich nehmen sollte. Berücksichtigt man all diese Aspekte, lassen sich jedoch durchaus auch gute Gründe für den Alkohol anführen.

## Bier

Bekannt ist, dass der berühmte Pfarrer Kneipp täglich einen Liter Bier trank – seiner Gesundheit zuliebe. Bier regt den Stoffwechsel an und beruhigt zugleich die Nerven. Bei regelmäßigem Bierkonsum besteht allerdings immer die Gefahr, dass man zu viele Kalorien zu sich nimmt. Und man darf nicht unterschätzen, dass Bier den Appetit anregt. Bei älteren Menschen, die chronisch unter Appetitlosigkeit leiden, lässt sich diese Eigenschaft durchaus nutzen. Für sie ist ein Glas Bier oft auch eine gute Einschlafhilfe. Hingewiesen sei noch auf alkoholfreies Bier; einige Sorten schmecken ähnlich wie normales Bier. So genannte *Light*-Biere haben nur einen Alkoholgehalt von 0,5 Prozent. Das fällt in aller Regel nicht ins Gewicht – so mancher Fruchtsaft weist eine ähnlich winzige Spur auf. Und alkoholfreie Biere haben auch an die 30 bis 40 Prozent weniger Kalorien.

## Wein

Bei Wein ist die Gefahr, an Pfunden zuzulegen, nicht gegeben. Gesundheitlich am günstigsten sind trockene Weine, die also kaum Süße und relativ wenig Säure aufweisen. Man sollte sauer allerdings nicht mit trocken verwechseln. Hohe Säureanteile sind wenig bekömmlich, hohe Restsüße belastet den Körper. Studien haben bewiesen, dass Wein – vor allem Rotwein – eine vorbeugende Wirkung gegen Herzinfarkt hat. Wein sorgt auch für eine tiefere Atmung. Er regt die Nieren an, Harnsäure auszuscheiden – allerdings nicht bei Gicht. Wein aktiviert die Nebennieren und deren Hormonproduktion und kann bei Grünem Star (Glaukom) den Augeninnendruck etwas senken. Und weil er, zu den Mahlzeiten getrunken, die Aufnahme schnell resorbierbarer Kohlenhydrate ins Blut und die Eiweißverdauung im Magen verlangsamt, hat er sogar eine leichte Wirkung als Schlankmacher. Doch eine Therapiemaßnahme, um es ganz deutlich zu sagen, ist weder Wein noch Bier.

## Pause mit dem Alkohol

Um noch einmal auf das rechte Maß zurückzukommen: Auch wenn man nur geringe Mengen trinkt und– nach ärztlicher Diagnose – gesund ist, empfiehlt es sich, immer wieder eine Pause beim Genuss von Alkohol zu machen. Zumindest sollte man regelmäßig einige »trockene Tage« einlegen – ganz ohne Alkohol. Solche Trockenperioden lassen Magen und Darm

wieder zur Ruhe kommen. Sie entlasten aber vor allem die Leber und geben ihr Gelegenheit zu einer gewissen Regeneration.
Über härtere Drinks lässt sich kaum Gutes sagen, ausgenommen vielleicht, dass ein Gläschen in absoluten Ausnahmesituationen zu einer kurzzeitigen körperlichen oder seelischen Stabilisierung beitragen kann.

## Nicht zu heiß und nicht zu kalt

Noch ein Wort zur Temperatur der Getränke: Trinken Sie weder zu heiß noch zu kalt. Seit Kühlung keinerlei Probleme mehr bereitet, hat sich die Unsitte verbreitet, Getränke fast immer eiskalt zu servieren. Kühl oder gar eiskalt ist regelrecht zu einem Stereotyp für Qualität und Genuss geworden. In Wirklichkeit wird das Aroma mancher Getränke durch zu niedrige Temperatur beeinträchtigt. Eiskalt bedeutet immer Stress für die Magenschleimhaut.
Schon so manche Gastritis hat sich durch den Genuss zu kalter Getränke entwickelt. Den Durst löscht nicht ganz so kalte Flüssigkeit aber sogar besser und rascher. So trinkt man in heißen Ländern gern warme Getränke gegen den Durst. Zu heiße Getränke sind allerdings auch nicht gesund, denn sie können die Schleimhäute im Mund sowie im Verdauungstrakt schädigen.

# Freie Radikale und Antioxidantien

Es ist schon gut eine Dekade her, dass ein internationales Expertengremium nach einer Tagung in Saas-Fee eine Deklaration »Über die Bedeutung von nutritiven Antioxidantien in der Präventivmedizin« herausgab. Darin hieß es unter anderem: »Intensive weltweite Forschungsarbeiten der letzten fünfzehn Jahre zum Thema ›Freie Radikale‹ erlauben jetzt im Jahre 1992 die Feststellung, dass antioxidativen Mikronährstoffen in der Prävention einer Reihe von Krankheiten erhebliche Bedeutung zukommen dürfte.« Und weiter: »Wesentliches Ziel ist die Prävention von Krankheiten. Dieses Ziel ist durch die Anwendung von Antioxidantien erreichbar, die in der Natur vorkommen und physiologische Bedeutung haben. Leitlinie des präventivmedizinischen Vorgehens sollte es sein, eine optimale Versorgung mit diesen antioxidativen Mikronährstoffen sicherzustellen.«[9]

Was sind nun also freie Radikale und die besagten Antioxidantien?

## Atome und Moleküle

Schon die alten Griechen – die es immer wieder verdienen, zitiert zu werden – haben zu diesem Thema Überlegungen angestellt: Wenn man ein Stück Materie immer weiter teilt, muss man am Ende zwangsläufig zu einem Teilchen kommen, das so winzig ist, dass man es nicht mehr teilen kann. Sie nannten dieses hypothetische Teilchen »Atom« – von *atomos*, unteilbar. In der zweiten Hälfte des 19. Jahrhunderts gelang es dann, den Aufbau der Materie nachzuweisen. Zugleich stellte sich jedoch heraus, dass auch das Atom keineswegs unteilbar ist, sondern

aus einem Kern und elektrisch geladenen Teilchen besteht. Diese negativ geladenen Elektronen kreisen um den Kern. Es können bis zu acht pro Atom sein – und diese Elektronen sind nun in Zusammenhang mit dem Immunsystem interessant.
Doch vorab noch eine weitere kurze, wenn auch sicher allgemein bekannte Erklärung. Das Atom ist zwar Baustein der Materie, dazu ist es jedoch notwendig, dass es immer mit mindestens einem weiteren Atom aufs Engste verbunden ist. Diese Verbindung von Atomen nennt man Molekül, abgeleitet vom Lateinischen *moles,* Masse, Klumpen. Wie viele und welche Atome ein Molekül bilden und damit eigentlich erst die Materie, ist aus den chemischen Formeln ersichtlich. Das Sauerstoffmolekül hat die Formel $O_2$, besteht also aus zwei Atomen Sauerstoff (Oxygenium = O). Die jedermann geläufige Formel $H_2O$ für Wasser gibt somit an, dass das Wassermolekül aus zwei Atomen Wasserstoff (H) und einem Atom Sauerstoff (O) besteht. Die Tatsache, dass sich die verschiedensten Atome in vielfältiger Anzahl verbinden können, erklärt die Vielzahl und Vielfalt aller materiellen Substanzen.

## Die Rolle der Elektronen

Bei der Verbindung von Atomen spielen die Elektronen eine wichtige Rolle. Es sind, wie schon gesagt, bis zu acht, die einen Atomkern umkreisen, meist aber weniger. Wenn sie paarweise auftreten, ist das Atom bzw. das Molekül stabil. Es gibt aber auch Atome mit einzelnen Elektronen; man spricht in diesem Fall von ungepaarten Elektronen. Solche Substanzen sind äußerst bindungsfreudig oder reaktiv und zugleich auch kurzlebig, eben weil sie sofort eine Bindung eingehen. Atome bzw. Moleküle, die so ein einzelnes, ungepaartes Elektron auf ihrer äußeren Hülle haben, heißen freie Radikale. Der Begriff

lässt sich unschwer damit erklären, dass sie eben sehr radikal eine neue Bindung suchen.
Dieser Vorgang kann auf zweierlei Weise ablaufen. Das eine ungepaarte Elektron eines freien Radikals »sättigt«, verbindet sich mit dem ungepaarten Elektron eines anderen freien Radikals. Diese Bindung ist unschädlich oder sogar nützlich. Ist aber kein anderes Radikal vorhanden, was häufig der Fall ist, werden die Bindungen anderer Moleküle angegriffen und zerstört. Das ungepaarte Elektron des Radikals verbindet sich dann mit einem Elektron aus diesem Molekül. Dadurch entsteht ein weiteres Radikal – und so weiter. Es kommt zu einer Kettenreaktion, die sich so lange fortsetzt, bis endlich wieder zwei Radikale auftreten und miteinander eine unschädliche Bindung eingehen – oder bis die freien Radikale unschädlich gemacht werden. Zerstört werden auf diese Weise alle möglichen Moleküle, die von Proteinen ebenso wie die von Fetten und anderen Stoffen, von denen unser Organismus lebt. Und eine derartige Kettenreaktion kann bis zur völligen Zerstörung von Zellen gehen.

## Oxidation durch Sauerstoff

Derartige Auswirkungen von freien Radikalen können wir tagtäglich beobachten: Etwa beim Ranzigwerden von Ölen und Fetten an der Luft oder wenn Metall durch Wasser und Luft rostet. In diesen Fällen handelt es sich durchweg um die Einwirkung von Sauerstoff, genauer gesagt: von Sauerstoffradikalen. Sauerstoff ist einerseits ein Lebenselixier für alle höheren Lebewesen, andererseits aber auch ein überaus schädigendes Element. So wird etwa das Sauerstoffmolekül unter dem Einfluss von Sonnenlicht (UV-Strahlung) angeregt, sich zu trennen. Die so entstandenen Sauerstoffradikale wirken

dann sogleich zerstörerisch auf andere Moleküle ein. Jede Art von Nahrungsstoffen kann davon betroffen sein.
Auch die Zellen in unserem Körper brauchen Sauerstoff, um Energie zu gewinnen, ein Vorgang, den man Oxidation nennt. Dabei übernimmt der Sauerstoff einzelne Elektronen von der zu verbrennenden Substanz. Als Ergebnis fallen Atome bzw. Moleküle mit ungepaarten Elektronen an. Es entstehen Zwischenprodukte, die als Radikale hochaggressiv sind – die Sauerstoffradikale oder Oxidantien. Die freien Radikale attackieren dabei auch die normalerweise im Zellkern gut geschützte DNS (Desoxyribonukleinsäure), also die Erbsubstanz, und oxidieren sie.

## Schäden in der Zelle

Welche gewaltigen Vorgänge sich da in den Zellen abspielen, zeigt die Tatsache, dass die DNS in einem Zellkern täglich ungefähr zehntausend Schäden durch freie Radikale erleidet, die wieder repariert werden müssen. Wenn im Zellkern aber Probleme auftreten, das heißt, wenn die DNS irgendwie geschädigt wurde, kann auch die Information über bestimmte Stoffwechselgeschehen nicht mehr korrekt weitergegeben werden. Dann vermag die Zellmembran ihrer Aufgabe nicht mehr nachzukommen, nur erwünschte Substanzen in die Zelle hineinzulassen, die Zelle verliert ihre Fähigkeit, Schäden zu reparieren, und stirbt ab; oder sie beginnt, sich ungebremst zu teilen und zu vermehren, was dann zur Tumorbildung führt.

## Oxidativer Stress

Enzyme vermögen zwar dafür zu sorgen, dass Radikalenbildung verhindert wird. Doch wenn dieses System nicht perfekt funktioniert und freie Radikale nicht gehindert werden, tritt die schon erwähnte Kettenreaktion ein. Da Eiweiße, Fette und Kohlenhydrate gegenüber dem Sauerstoff ohnehin instabil sind, können sie besonders leicht angegriffen werden. Die durch Radikalenbildung verursachten Oxidationen fasst man unter dem Begriff oxidativer Stress zusammen. Man muss davon ausgehen, dass dieser oxidative Stress in der letzten Generation enorm zugenommen hat.

## Schäden von außen

Zur Radikalenbildung tragen aber nicht nur die endogenen, also inneren, Faktoren bei. Nicht minder gravierend sind die exogenen, von außen kommenden Einflüsse. Die wichtigsten sind: Ozon, photochemischer Smog, Stickoxide, Elektrosmog, toxische (giftige) Schwermetalle, Umweltgifte, UV-Strahlung, radioaktive Strahlung sowie diverse Medikamente. Und es gibt noch viele weitere Auslöser für oxidativen Stress: Die Nahrung ist mehr denn je mit Schadstoffen belastet; außerdem enthält sie zu wenig Substanzen, die antioxidativ wirken. Das gilt auch für unser Wasser. Zahlreiche Genussgifte leisten ihren Negativbeitrag, wie generell auch eine ungesunde Lebensweise von Schaden ist. Und nicht zuletzt sind es die Krankheiten selbst, die zu einem erhöhten oxidativen Stress führen.

## Antioxidantien als Radikalenfänger

In gewisser Weise können, wie schon gesagt, Enzyme den freien Radikalen entgegenwirken. Denn sie halten die bei der Energieproduktion anfallenden freien Radikale unter Kontrolle. Lange Zeit nahm die Wissenschaft an, diese Kontrolle sei ausreichend. Heute weiß man jedoch, dass das nicht der Fall ist. Enzyme allein können Entgleisungen, sprich Radikalenbildung, nicht verhindern; sie brauchen dazu vielmehr eine ganze Reihe von Helfern: Antioxidantien, die deshalb ganz treffend auch als Radikalenfänger bezeichnet werden. Diesen ist es zu verdanken, dass die Kettenreaktion der Radikalenbildung nicht endlos weiterläuft. So wie freie Radikale im Organismus ständig in großer Zahl entstehen bzw. von außen in ihn eindringen, sorgen Antioxidantien ebenso ohne Unterlass dafür, dass diese unschädlich gemacht werden. Das System funktioniert perfekt - vorausgesetzt, es sind genügend Antioxidantien vorhanden.

Antioxidantien im engeren Sinn sind Vitamin C, Vitamin E, Beta-Carotin und die Spurenelemente Selen und Zink.

Als Antioxidantien im weiteren Sinne und mit eher unterstützender Wirkung gelten hauptsächlich Vitamin $B_1$, Vitamin $B_2$, Vitamin $B_6$, Vitamin $B_{12}$, Folsäure, Biotin, Niacin, Pantothensäure, Coenzym $Q_{10}$ (Ubichinon), Zink, Glutathion, Magnesium und verschiedene Aminosäuren. Ihre Eigenschaften werden in den folgenden Kapiteln noch im Einzelnen erklärt.

## Was Antioxidantien leisten

Der Mechanismus, warum Antioxidantien freie Radikale unschädlich machen können, mag im Prinzip simpel erscheinen: Radikalenfänger bieten dem freien Radikal ein eigenes Elektron an, das sozusagen begierig an sich gerissen wird. Diesen Vorgang der Stabilisierung des freien Radikals nennt man Reduktion (wörtlich: Zurückführung). Reduktion bedeutet chemisch also das Gegenteil von Oxidation.

Das Antioxidans ist nun selbst ein Oxidationsprodukt geworden und müsste sich wie ein freies Radikal verhalten. Doch die

Natur hat diesem Verhängnis auf geradezu wunderbare Weise vorgebeugt: Der Radikalenfänger bleibt nämlich dennoch stabil und kann ausgeschieden werden. Oder es wird der oxidierte Radikalenfänger durch einen weiteren Prozess neutralisiert bzw. regeneriert und steht dann erneut zur Verfügung. Gäbe es dieses Recycling nicht, müssten wir durch die Nahrung oder auch durch Präparate so viele Antioxidantien zu uns nehmen, wie wir beim besten Willen nicht verkraften könnten.
Den Regenerationsprozess kann man sich beispielsweise so vorstellen: Vitamin E hat ein Elektron an ein freies Radikal abgegeben und es dadurch reduziert. Es wird nun sogleich durch das Coenzym $Q_{10}$ repariert und ist wieder intakt. Auch das Coenzym $Q_{10}$ muss dann regeneriert werden, was durch Vitamin C geschieht. Vitamin C wiederum wird daraufhin von Selen-Enzymen regeneriert und diese wiederum durch andere Reduktasen. Freilich funktioniert das nur eine gewisse Zeit lang. Dann müssen neue Antioxidantien an ihre Stelle treten.
Der beschriebene Recycling-Prozess erklärt auch, warum es mit der Zufuhr einer antioxidativen Substanz allein nicht getan ist. Einzelsubstanzen haben nur dann einen Wert, wenn spezielle Defizite vorliegen oder sie aus anderen Gründen therapeutisch indiziert sind.

## Chronisch-oxidative Belastung und Krankheit

Grundsätzlich können alle Gewebestrukturen, aus denen die Organe ja schließlich bestehen, durch freie Radikale geschädigt werden. Ob es dann zu einer ernsthaften Erkrankung kommt, ist von vielen ineinander greifenden Faktoren abhängig. In jedem Fall aber spielt die Bilanz zwischen der Menge der schädigenden Substanzen und dem Ausmaß und der Effektivität der Reparaturmechanismen des Körpers eine entscheidende Rolle.

Man schätzt, dass bei rund 200 verschiedenen Krankheiten »ein Zusammenhang mit chronisch-oxidativen Belastungen« besteht, so der Wissenschaftler Dr. Bodo Kuklinski: »Es handelt sich um Erkrankungen, die man durch rechtzeitige Zufuhr von Antioxidantien bzw. Nährstoffen wahrscheinlich hätte verhindern, zumindest aber hätte abschwächen können. Denn sind die Krankheiten erst ausgebrochen, dann ist es mit herkömmlichen Mitteln allein nicht mehr getan, das verschobene Gleichgewicht bleibt bestehen. In manchen Fällen kann man ein solches Ungleichgewicht sogar ohne Medikamente, nur durch Gabe von Antioxidantien und anderen Nährstoffen beseitigen.«[10]

## Angriffe auf das Immunsystem

Aus dem bisher Gesagten erklärt sich unschwer, dass bedeutende Bestandteile des Immunsystems von freien Radikalen angegriffen werden können. Durch Antioxidantien lässt sich entsprechenden Schädigungen entgegenwirken und das Immunsystem funktionsfähig erhalten. Antioxidantien sind deshalb bei Störungen des Immunsystems angezeigt, vor allem wenn sie sich durch wiederholte Infektionen äußern.

## Oxidantienbelastung und die Folgen

Zu den Krankheiten, deren Entstehen heute auf Oxidantienbelastung zurückgeführt wird, gehört zum Beispiel die Arteriosklerose mit all ihren Folgen. Denn offensichtlich lagert sich bevorzugt nur oxidiertes LDL-Cholesterin – Lipoprotein geringer Dichte – an den Gefäßwänden ab. Weitere Leiden, die, wie man heute zu wissen glaubt, auf die schädliche Wirkung freier Radikale zurückgehen, sind die aktivierte Arthrose und Arthritis. Und noch ein Beispiel: Die Fülle von krebserregenden Stoffen, die man heute kennt, steht in engem Zusammenhang mit oxidativem Stress. Denn ihre krebserregende Wirkung wird durch freie Radikale verursacht. Vereinfacht gesagt: Die Zelle wird geschädigt und kann so zur Krebszelle entarten. Das bedeutet allerdings nicht, dass man mit Antioxidantien Krebs heilen könnte. Als zusätzliche Therapie setzen jedoch nicht wenige Onkologen Antioxidantien ein. Was die Vorbeugung betrifft, gehen Experten davon aus, dass man mit der regelmäßigen Zufuhr von Antioxidantien die Gefahr einer Krebserkrankung minimieren kann. Dabei wirken auch die Flavonoide aus frischer pflanzlicher Kost mit, weil sie den Effekt der Antioxidantien zu verstärken vermögen.

Weitere Beispiele von Krankheiten, die auf Oxidantienbelastung beruhen, sind Asthma, diabetische Gefäßerkrankungen, Katarakt (Grauer Star) oder Erkrankungen des Nervensystems (Morbus Parkinson, Morbus Alzheimer). Generell gilt, dass Raucher eine erhöhte Belastung durch freie Radikale haben und dass auch intensive sportliche Aktivitäten nach einer höheren Zufuhr an Antioxidantien verlangen.

Und schließlich wird auch das Tempo des Alterungsprozesses und damit das Fortschreiten typischer Alterskrankheiten wesentlich von den negativen Einflüssen der freien Radikalen bestimmt. Zum einen sind die chronischen Krankheiten, die so häufig in der zweiten Lebenshälfte auftreten, Folgen eines Oxidationsvorgangs über viele Jahre hinweg. Zum anderen nimmt die Radikalenbelastung mit fortschreitendem Alter zu. Eine möglichst vielseitige und vollwertige Ernährung sowie eine zusätzliche Zufuhr von Antioxidantien in Form von Vitaminen, Mineralstoffen, Spurenelementen, Enzymen und Aminosäuren kann diese Prozesse verlangsamen.

## Wie Immunzellen freie Radikale nutzen

Trotz allem gilt: Freie Radikale sind nicht nur Übeltäter. Sie werden auch positiv genutzt. So erzeugen verschiedene Immunzellen freie Radikale, um Erreger wie Viren, Bakterien und Toxine oder auch alternde oder Tumorzellen zu zerstören. Unter dem Einfluss einer kurzzeitigen, mäßigen Radikalenbelastung werden auch vermehrt antioxidative Enzymsysteme ausgebildet, was eine Stärkung des Immunsystems bedeutet. Zu starke Radikalenbildung über längere Zeit jedoch – und darauf kommt es an – wirkt stets zerstörerisch, wenn Antioxidantien nicht Paroli bieten.
Auf die Mikronährstoffe, zu denen auch die Antioxidantien gehören, wird in den folgenden Kapiteln noch näher eingegangen.

# Mikronährstoffe sind Vitalstoffe

Die Darstellung der Antioxidantien hat bereits deutlich gemacht, welche enorme Bedeutung einer optimalen Versorgung mit Mikronährstoffen zukommt. Wie sieht es in dieser Hinsicht mit unserer Ernährung aus? Führt sie uns neben Eiweiß, Fett und Kohlenhydraten auch tatsächlich alle nötigen Vitalstoffe in ausreichenden Mengen zu? Eine besonders pointierte Antwort darauf gab Dr. Gerhard Ohlenschläger, einer der renommiertesten deutschen Wissenschaftler auf diesem Gebiet, als er vor einigen Jahren in einem Vortrag über Aminosäuren sagte: »Wir essen Lebensmittel, die ›Todesmittel‹ sind, die nicht mehr das enthalten, was in Tabellen und Lehrbüchern steht.«[11]

## Verarmte Böden

Da sind zunächst einmal die Böden, die dem Menschen pflanzliche Nahrungsmittel liefern und zugleich das Vieh mit Futter versorgen. Schon seit Jahrzehnten gibt es Hinweise, dass unsere Böden arm an Mineralien sind. Das bekannteste Beispiel ist Jod. Man weiß, dass dieses für die Schilddrüse so wichtige Spurenelement in ausgelaugten Böden nur noch in zu geringen Mengen oder gar nicht vorkommt. Ein anderes Beispiel ist der Mineralstoff Magnesium, der in manchen Gegenden nicht ausreichend vorhanden ist.

Von regionalen, gleichsam von der Natur gegebenen Unterschieden einmal abgesehen, beruht der Raubbau am Boden auf zu intensiver Nutzung. Kunstdünger kann solche Defizite nicht wettmachen, denn dazu müsste der Dünger tatsächlich alle Substanzen enthalten, die im Boden natürlich vorkommen. Und auch wenn Kunstdünger keinesfalls giftig ist und das Wachstum enorm zu fördern vermag, kann er doch zu einer gewissen Beeinträchtigung der Nahrungsmittel beitragen. So hat man etwa bei Spinat beobachtet, dass durch die ertragssteigernde Phosphatdüngung zugleich der Gehalt an Mineralstoffen und Vitamin C abfiel.

## Ökologie als Alternative

Eine Alternative bietet der ökologisch orientierte Anbau, der den Boden durch eine feiner abgestimmte Düngung verbessert – allerdings auf die Gefahr hin, dass die Erträge nicht so üppig ausfallen. Freilich, auf manche Umweltbelastungen wie etwa den sauren Regen, der zwangsläufig Schadstoffe in die Böden und damit in die Pflanzen bringt, hat auch der biologische Anbau keinen Einfluss.

In diesem Zusammenhang sei erwähnt, dass in manchen Erzeugerländern, aus denen wir Lebensmittel beziehen, immer noch Pflanzenschutzmittel eingesetzt werden, die bei uns nicht mehr zugelassen sind.

Importe sind aber auch aus anderen Gründen nicht unproblematisch: Verschiedene Früchte werden unreif geerntet und reifen erst während des Transports oder der Lagerung aus. Dann fehlt ihnen jedoch die Sonne, und sie bekommen auch keine weiteren Substanzen mehr aus dem Boden zugeführt.

## Am besten immer frisch

Für den Erhalt verschiedener Vitalstoffe ist es wichtig, dass Obst und Gemüse frisch bleiben. Der Transport im Kühlwagen und die Lagerung in Kühlhallen verhindert einen Frischeverlust. Und tiefgekühlte Ware, die gleich nach der Ernte eingefroren wird, bleibt nicht nur frisch, sondern garantiert auch, dass die Mikronährstoffe weitgehend vorhanden bleiben. Richtige Lagerung – und das heißt: kühl und dunkel – gibt es aber auch zu Hause zu beachten, will man nicht einen rapiden Verlust an Vitalstoffen riskieren. Am besten sollte man schnell verderbliches Obst und Gemüse gar nicht auf Vorrat kaufen, sondern nur in kleinen Mengen zum sofortigen Verzehr.

## Schonendes Garen

Ähnliche hohe Verluste an Mikronährstoffen entstehen durch falsche Zubereitung. Beim Garen lautet die wichtigste Regel: Je kürzer die Zeit, desto mehr bleibt erhalten. Noch aus der Generation unserer Großmütter stammt die irrige Meinung, dass vegetarische Kost durch längeres Kochen bekömmlicher würde – das Gegenteil ist der Fall. Bedenken sollte man auch, dass das Kochwasser, das man am Ende abschüttet, einen bedeutenden Teil der Mikronährstoffe enthält. Man sollte die Menge des Kochwassers also immer möglichst genau bemessen. Außerdem bedeutet schonendes Garen: Dünsten oder Dämpfen ist immer günstiger als Schmoren. Von Vorteil sind Mikrowellengeräte wegen ihrer kurzen Garzeiten.

Wie unterschiedlich die Verluste durch Garen sein können, sei an einigen Vitaminen aufgezeigt:

| | | |
|---|---|---|
| Vitamin A | 10 – 40 | Prozent |
| Vitamin E | 50 – 55 | Prozent |
| Vitamin $B_1$ | 30 – 80 | Prozent |
| Vitamin $B_2$ | 0 – 80 | Prozent |
| Vitamin $B_6$ | 0 – 50 | Prozent |
| Vitamin C | 20 – 100 | Prozent |
| Folsäure | 0 – 90 | Prozent |

Beträchtliche Verluste an Mikronährstoffen entstehen durch die industrielle Verarbeitung von Lebensmitteln. Auf »Schönung« oder »Verfeinerung« wurde bereits hingewiesen. Auch ist Konservierung den Vitalstoffen abträglich; eine Ausnahme stellen tiefgekühlte Produkte dar.

## Defizite aus individuellen Gründen

Ein anderer Grund, weshalb man nicht sicher sein kann, ob man sich wirklich ausreichend mit Vitalstoffen versorgt, ist individueller Natur. Die Versorgung hängt nämlich auch von der Resorptionsfähigkeit ab, davon also, ob der Körper imstande ist, die aufgenommenen Nährstoffe auch zu verwerten. Mengenempfehlungen können deshalb nur ein allgemeiner Richtwert sein. An einer zu geringen Aufnahme können zum Beispiel verschiedene Krankheiten schuld sein. Auch nimmt die Resorptionsfähigkeit mit fortschreitendem Alter mehr oder weniger ab.

Zu bedenken ist ferner, dass bei manchen Menschen per se ein höherer Bedarf besteht. Dazu gehören etwa Schwangere oder Leute, die intensiv Sport treiben. Die Antibabypille kann ebenfalls zu gewissen Defiziten führen. Regelmäßige Alkoholkonsumenten brauchen mehr Magnesium, weil Alkohol diesen Mineralstoff ausschwemmt, Raucher haben einen erhöhten Bedarf an Vitamin C.

## Mangelerscheinungen aus Bequemlichkeit

Und schließlich sind da noch die Essgewohnheiten zu nennen, die individuellen Vorlieben und die Abneigungen. Denn eine ausgewogene Mischkost ist ja keineswegs für jedermann eine

Selbstverständlichkeit. Ein paar Beispiele mögen genügen: Für Fleischesser ist Gemüse oft bestenfalls eine ungeliebte Beilage. Im gesundheitlichen Sinn fragwürdige Fast-Food-Gerichte werden gern von jüngeren Menschen verzehrt. Allseits angebotene Fertiggerichte, deren Zubereitung und Inhaltsstoffe sich der Kontrolle durch den Konsumenten weitgehend entziehen, nehmen aus Bequemlichkeit immer mehr zu. Das Abendbrot besteht oft nur aus Brot, Wurst, Fisch und Käse. Das alles ist kein Beinbruch. Wenn solche Essgewohnheiten jedoch der Regelfall sind, wird die Versorgung mit Vitalstoffen eben doch zum Problem.

## Singles ernähren sich schlechter

Die Essgewohnheiten von Alleinstehenden sind ein Kapitel für sich. »Alleinlebende«, stellt der »Mayo Clinic Gesundheits-Brief« schon 1996 fest, »neigen eher dazu, in nicht ausreichendem Maße lebensnotwendige Nährstoffe zu sich zu nehmen. Dies trifft auf ältere Männer mehr zu als auf Frauen.«[12] Diese Feststellung stützt sich u. a. auf eine Studie mit einigen tausend amerikanischen Männern und Frauen. Dabei wurde herausgefunden, »dass durch die Ernährungsweise bei alleinlebenden Männern ab dem 55. Lebensjahr im Vergleich zu verheirateten Altersgenossen weniger als zwei Drittel der empfohlenen Mindestaufnahme an Vitamin A, $B_6$, C, Calcium und Magnesium abgedeckt wurde.« Und: »Alleinlebende Frauen im Alter zwischen 55 und 74 zeigten bei ihrer Ernährung häufiger als verheiratete Frauen Mängel an Vitamin $B_6$, Calcium Magnesium, Thiamin, Vitamin $B_1$ und Riboflavin.«

Aber auch viele Senioren, die nicht allein leben, neigen dazu, sich nicht richtig zu ernähren und nehmen unwissentlich Vitalstoffdefizite in Kauf. Oftmals ist Appetitlosigkeit daran schuld. Vieles schmeckt einfach nicht mehr so recht, bei Rohkost kommen Unverträglichkeiten hinzu. Nicht unterschätzen darf man auch das Moment der Gleichgültigkeit.

## Was junge Frauen oft falsch machen

Gar nicht gleichgültig verhalten sich dagegen junge Frauen im Alter von 15 bis 35. Und dennoch machen sie etwas falsch. In der »Nationalen Verzehrstudie« des Bundesministeriums für Forschung und Technologie wurden diese Frauen schon vor einigen Jahren sogar als »Hauptrisikogruppe hinsichtlich Mangel- und Fehlernährung«[13] charakterisiert. Begründung:
« Fünfzig Prozent von ihnen nehmen täglich weniger als 2200 Kilokalorien zu sich, bei zehn Prozent sind es sogar weniger als 1500 Kilokalorien täglich, zehn Prozent der Nahrungsenergie dieser Gruppe stammt darüber hinaus aus Süßwaren und Zucker. Damit verbunden ist schließlich auch eine Unterversorgung bei vielen Vitaminen und Mineralstoffen.« Der alleinige Blick auf die Kalorien gewährleistet also wahrhaftig keine wirklich gesunde Ernährung.

## Das Heil liegt in der Mischkost

Als Heilsweg aus jeglichem Dilemma gelten tatsächlich eine breitgefächerte Mischkost und eine vielseitige Ernährung mit möglichst naturbelassenen Lebensmitteln. Und dabei dürfen vor allem Obst und Gemüse nicht zu kurz kommen. Welches Gewicht sie haben, mag man deutlich an einer Empfehlung erkennen, die als Erste das amerikanische National Cancer Institute, das wohl bekannteste Krebsforschungsinstitut der Welt, formuliert hat: Esst der Gesundheit zuliebe fünfmal täglich Obst und Gemüse!

Als Ausweg bietet sich die so genannte Nahrungsergänzung an, worunter man konkret die zusätzliche Zufuhr von Mikronährstoffen in Form von Präparaten versteht. Die Kontroverse, ob das ratsam sei oder nicht, ist nach wie vor in vollem Gange. Ganz gewiss wäre es sinnvoller, eine gute Versorgung allein über die Nahrung anzustreben, zumal eine falsche Dosierung mehr Schaden ausrichtet als nützt. Dennoch sollte man nicht aus dem Auge lassen, dass eine gute Versorgung allein durch die Nahrung in vielen Fällen nicht erreicht wird.

# Immunsteigerung durch Vitamine

»Nur die regelmäßige Aufnahme in Höhe des erforderlichen Vitaminbedarfs«, schreibt der Wissenschaftler Dr. Jürgen Reimann in seinem Buch »Vitamine«, »gewährleistet die Aufrechterhaltung von Gesundheit, Wohlbefinden und Leistungsfähigkeit. Fehlt nur ein Vitamin, können Funktionsstörungen hervorgerufen werden, die über leichte Befindlichkeitsstörungen letzten Endes zu schwerwiegenden Erkrankungen führen können.«[14] Als erste Anzeichen einer beginnenden Vitaminverarmung führt er auf: erhöhte Erregbarkeit, Nervosität, labile Stimmung, Müdigkeit, depressive Zustände, vermindertes Kurzzeitgedächtnis, schlechtere Merkfähigkeit, Antriebsschwäche, Abgeschlagenheit, zunehmende Infektionsanfälligkeit, verminderte Hell-Dunkel-Anpassungsfähigkeit der Augen, Blendstörungen und Hörstörungen.
Das erste Vitamin – $B_1$ – wurde 1897 entdeckt, das letzte, die Folsäure, 1941. Vier Vitamine davon sind fettlöslich – A, D, E, K –, das heißt, sie werden im Körper nur in Verbindung mit Fett verwertet, die anderen neun sind wasserlöslich. Im Folgenden werden nun alle Vitamine einzeln kurz charakterisiert: welche Organfunktionen von ihnen abhängen, welche spezielle Bedeutung sie für das Immunsystem haben und welche Auswirkungen ein Mangel jeweils nach sich ziehen kann.

## Vitamin A (Retinol)

Schon im alten China war eine Wirkung von Retinol bekannt: Aus der Zeit um 1500 v. Chr. sind uns Empfehlungen überliefert, bei Nachtblindheit rohe Leber zu verzehren; sie enthält ungewöhnlich viel Vitamin A. Die alten Heiler hatten ein gutes

Gespür, denn dieses Vitamin ist tatsächlich für den Sehvorgang von großer Bedeutung, ein Mangel ruft Nachtblindheit hervor. Wesentlich mehr ins Gewicht fällt, dass Retinol maßgeblich an der Steigerung der Immunabwehr beteiligt ist. Es stimuliert die Bildung von Interferon, fördert die Aktivität von Killerzellen und kann die Fähigkeit, geschädigte Zellen zu beseitigen, erhöhen. Bei der Entstehung von Krebs misst man ihm deshalb eine gewisse Schutzwirkung bei. Retinol hilft bei der Neubildung von Körperzellen; besonders die Schleimhäute des Magen-Darm-Trakts und der Atemwege können sich so besser regenerieren. Außerdem hat es eine gewisse Bedeutung bei der Proteinsynthese. Auffällige Mangelsymptome sind neben der erwähnten Nachtblindheit zum Beispiel strukturelle Gewebeveränderungen an Haut, Schleimhäuten und Augen, ein gestörtes Knochenwachstum sowie eine Verschlechterung des Allgemeinzustandes auf Grund der geringen Resistenz des Körpers. Natürliches Vitamin A kommt nur in tierischen Produkten vor; die besten Lieferanten sind Butter, Eier, Vollmilch, Rahm, Käse und Leber. Der tägliche Bedarf wird mit 3000 I. E. angegeben. Bei Überdosierung können toxische Reaktionen auftreten. Deshalb sollte man seinen Bedarf am besten nur durch die entsprechenden Nahrungsmittel decken und bei der Einnahme von Präparaten das Einverständnis des Arztes einholen.

## Beta-Carotin (Provitamin A)

Beta-Carotin ist ein so genanntes Provitamin. Man versteht darunter eine Vitaminvorstufe, die erst im Körper zum Teil zu Vitamin A umgewandelt wird. Daneben hat Beta-Carotin auch eigene Wirkungen. An erster Stelle steht seine Funktion als Antioxidans. Es ist also eine jener Substanzen, die freie Radikale unschädlich machen können. So gilt Beta-Carotin

als einer der Schutzfaktoren gegen Krebs, wenngleich in jüngerer Zeit darüber in Studien einige Zweifel laut wurden. Es steigert die Aktivität der T- und B- Helferzellen. Eine weitere Eigenschaft ist, dass es den durch UV-Strahlen der Sonne entstehenden Singulett-Sauerstoff unschädlich macht, der für die Bildung von Krebszellen mitverantwortlich ist. Auf der Haut wirkt das Provitamin vor allem Verhornungen entgegen, bei den Schleimhäuten sorgt es dafür, dass es zu keiner Beeinträchtigung ihrer Funktion kommt.
Die Deutsche Gesellschaft für Ernährung (DGE) empfiehlt eine Tagesdosis von zwei Milligramm, andere Vorschläge liegen etwas höher. Zum Vergleich: Die durchschnittliche Aufnahmemenge beträgt in Deutschland 1,5 Milligramm. Beta-Carotin kommt in den meisten Pflanzen vor, vor allem in intensiv gelben, orangefarbenen und roten Früchten und Gemüsen sowie in tiefgrünen Blattgemüsen.
Gute Lieferanten sind: Aprikosen (besser getrocknete als frische), Melonen, Kirschen, Karotten (gekocht dreimal so viel wie roh), Spinat, Rote Bete, Grünkohl, Broccoli (höchste Werte jeweils gekocht) und Endivie.

## Vitamin D (Calciferol)

Schon im 18. Jahrhundert entdeckte man, dass Lebertran, gewonnen aus der Leber von Fischen, einen heilenden Einfluss auf Rachitis, eine Verkalkungsstörung des Skeletts im Wachstumsalter, hatte. Erst viel später erkannte man dann, dass es sich bei diesem Wirkstoff um Vitamin D handelt. Die Knochen sind denn auch die wichtigste Indikation für Calciferol. Denn es steigert vor allem die so wichtige Aufnahme und den Einbau von Calcium und Phosphat und ist deshalb auch notwendig zur Vorbeugung und Behandlung der Osteoporose. Disku-

tiert wird ein günstiger Einfluss auf die Zellen des Immunsystems und damit auf manche Arten von Krebs. Ein Mangel an Vitamin D kann bei Erwachsenen die Entstehung von Osteomalazie (Knochenerweichung) begünstigen.
Vitamin D stellt insofern eine Ausnahme unter den Vitaminen dar, als der Körper unter dem Einfluss von Sonnenlicht einen Teil selbst bilden kann. Dennoch ist es unerlässlich, dieses Vitamin auch zuzuführen.
Gute Lieferanten sind: Milch, Butter, Eigelb, Fischleber und Lebertran.

## Vitamin E (Tocopherol)

Im Jahr 1922 fand man heraus, dass ein bestimmter Stoff die Fortpflanzungsfähigkeit von Tieren fördert. Rasch geriet diese Substanz, die man dann Vitamin E nannte, in den Ruf eines Fruchtbarkeitsvitamins. Diesen Ruf hat es heute nicht mehr, auch wenn Tocopherol einen gewissen Einfluss auf das Hormonsystem ausübt.
Die wichtigste Funktion hat Vitamin E als Antioxidans. Es schützt die so wichtigen mehrfach ungesättigten Fettsäuren vor der Zerstörung und leitet den Abbruch der auf Seite 89 geschilderten Kettenreaktion der freien Radikalen ein. Außerdem bewahrt es die Zellmembranen vor einer Oxidation. Vitamin E stimuliert die humorale Immunantwort sowie die Aktivität der Lymphozyten. Durch seine antioxidative Wirkung vermag es auch, in Verbindung mit anderen Antioxidantien, einen gewissen Schutz vor Krebs zu bieten und die Krebsnachsorge zu unterstützen. Dies gilt auch für andere schwere chronische Leiden, zum Beispiel rheumatologische Erkrankungen. Eine große Bedeutung kommt Vitamin E ferner in der Bekämpfung der Arteriosklerose und auch ihrer Begleit-

erscheinungen zu, denn es verhindert die Ablagerung von Blutfetten an den Gefäßwänden, an der auch immer freie Radikale beteiligt sind. Zugleich verbessert es die Fließfähigkeit des Blutes und somit die Sauerstoffversorgung. Generell kann man sagen, dass das Vitamin die körpereigenen Abwehrreaktionen fördert. Bei einer zu geringen Vitamin-E-Konzentration im Körper wurde eine verkürzte Lebensdauer der roten Blutzellen beobachtet. Ebenso führt eine Unterversorgung mit diesem Vitamin zu einer negativen Beeinflussung der Aktivität zahlreicher Enzyme.
Die von der DGE empfohlene Tagesdosis liegt bei 12 Milligramm, doch werden in der Therapie und auch in der Prophylaxe wesentlich höhere Dosen eingesetzt. Selbst 100 bis 300 Milligramm – und falls indiziert, sogar noch mehr – rufen keinerlei Nebenwirkungen hervor. Nicht empfohlen wird im Allgemeinen eine Langzeitanwendung von mehr als 400 Milligramm täglich.
Gute Lieferanten sind: Butter, Eier, Vollkorn, Getreidekeime, Nüsse, grüne Blattgemüse und Keimöle.

## Vitamin K (Phyllochinon)

Vitamin K ist für die Blutgerinnung wichtig. Ein Mangel senkt den Prothrombingehalt des Blutes, wodurch es zu Blutungen an Organen und Geweben kommen kann. Es ist aber auch an der Knochenmineralisation beteiligt. Bei Osteoporose ist der Vitamin-K-Spiegel im Blut zu niedrig. Der tägliche Bedarf liegt bei ungefähr 70 Mikrogramm.
Gute Lieferanten sind: Butter, Eier, Speisequark, Keimöle, Huhn, Rindfleisch, Mais, Weizenkeime, Blumenkohl, Broccoli, Karotten, Kartoffeln, Kopfsalat, Rosenkohl, Sauerkraut und Spinat.

## Vitamin $B_1$ (Thiamin)

Im Jahr 1897 beobachtete der auf Java lebende Forscher Eiykmann, dass Hühner an Muskellähmungen litten, die große Ähnlichkeit mit der Beri-Beri-Krankheit bei Menschen hatten. Es stellte sich heraus, dass diese Hühner ausschließlich mit poliertem Reis gefüttert wurden. In der Reiskleie, also in der Außenschicht von nicht poliertem Reis, fand man dann eine Substanz, die die Beri-Beri-Krankheit verhindern konnte: Sie wurde später Vitamin $B_1$ oder Thiamin genannt.
Thiamin ist in erster Linie ein neurotropes Vitamin, das heißt, es wirkt speziell auf die Nerven. Es ist aber auch überall dort notwendig, wo Kohlenhydrate verbraucht werden; ganz wichtig ist das für die Nervenzellen und die Herzmuskulatur. Ebenfalls spielt es eine Rolle bei der Synthese von Fettsäuren und beim Cholesteringleichgewicht. Die lange Liste von Krankheiten und Beschwerden, die durch einen Mangel verursacht werden, macht am besten deutlich, welche Bedeutung Vitamin $B_1$ zukommt: Neuropathien (Erkrankungen der Nerven), Muskelschwäche, Krämpfe, Angstzustände, Nervosität, Depressionen, Leistungsschwäche, Hyperkinetisches Syndrom (»Zappelphilipp«), ferner kardiovaskuläre Schäden wie Herzjagen, Atemnot und Ödembildung.
Empfohlen wird eine tägliche Aufnahme von circa 1,3 Milligramm. Gute Lieferanten sind: Leber, Geflügel, Schweinefleisch, Eier, Milch und Milchprodukte, Naturreis und Vollkornprodukte, Hülsenfrüchte sowie Kartoffeln.

## Vitamin $B_2$ (Riboflavin)

Vitamin $B_2$ wurde 1920 in der Milch entdeckt und isoliert. Somit ist Milch auch heute noch von besonderer Bedeutung für die Versorgung. Da Riboflavin unverzichtbar für den energieliefernden Oxidationsprozess in den Zellen ist, hat es auch eine besondere Bedeutung für die Zellgesundheit. Riboflavin ist zudem Bestandteil von verschiedenen Enzymen. Diese Flavinenzyme wiederum sind unentbehrlich für die Bildung des roten Blutfarbstoffes, der wiederum zuständig ist für die Sauerstoffversorgung des gesamten Organismus ist. Zugleich braucht der Körper Riboflavin, um Eisen aus dem Darm resorbieren zu können. Es ist aber auch relevant für viele Stoffwechselvorgänge, vor allem für die Umwandlung von Kohlenhydraten und Fetten.

Dementsprechend umfangreich sind auch die Symptome, die bei einer Unterversorgung auftreten können. Erste Anzeichen sind oft Hautausschläge, eingerissene Mundwinkel, brüchige Fingernägel, Haarausfall und Probleme mit den Schleimhäuten. Als gesichert gilt mittlerweile, dass ein Riboflavinmangel die Entstehung von einigen Krebsarten begünstigen kann. Auch Nervenstörungen und Trübungen der Augenlinse (Grauer Star) beruhen oft auf einer Unterversorgung. Ebenso können Entzündungen in Magen und Darm entstehen.

Als Tagesdosis werden bei Männern 1,7 Milligramm, bei Frauen 1,5 Milligramm empfohlen. Gute Lieferanten sind: Geflügel, Rindfleisch, Leber, Eier, Karotten, Erbsen, Bohnen und Broccoli.

## Vitamin $B_6$ (Pyridoxin)

Amerikanische Wissenschaftler haben Vitamin $B_6$ einmal den »schlafenden Riesen unter den Nährstoffen« genannt – ein Hinweis auf die vielfältige Wirkungsweise. Vitamin $B_6$ ist als Coenzym an mehr als hundert enzymatischen Reaktionen in den verschiedenen Bereichen des Stoffwechsels beteiligt. Auf

Grund dieser Vielzahl von Stoffwechselfunktionen hat Pyridoxin auch wichtige Aufgaben im Immunsystem. Da es sowohl die zelluläre als auch die humorale Immunabwehr stimuliert, hat es auch Bedeutung bei der Abwehr von Infekten. Auch nimmt es Einfluss auf die Thymusdrüse.

Entgiftungsreaktionen werden durch Vitamin $B_6$ unterstützt. Es hilft mit bei der Bewältigung von Stress und sorgt für einen guten Schlaf. Zum Teil hängt auch die Verwertung von Eisen und die Bildung der roten Blutkörperchen von diesem Stoff ab. Unterstützung leistet Pyridoxin bei der Therapie von Rheuma sowie von Arteriosklerose. Vorbeugend hilft es gegen die Bildung von Nierensteinen, gegen Migräne und vermutlich Diabetes. Dementsprechend gravierend sind auch die Folgen, wenn es zu Mangelerscheinungen kommt. Im Extremfall können Depressionen und periphere Nervenentzündungen auftreten.

Die empfohlene Tagesmenge liegt bei 1,6 bis 1,8 Milligramm. Gute Lieferanten sind: Geflügel, Lamm, Rind- und mageres Schweinefleisch, Seefisch, Milch und Milchprodukte, Kartoffeln, Soja, Hülsenfrüchte, Bananen und Avocados.

## Vitamin $B_{12}$ (Cobalamin)

Vitamin $B_{12}$ ist an der Bildung von Bestandteilen der DNS, also der Erbsubstanz, in der Zelle beteiligt. Es hat daher eine besondere Bedeutung für alle Wachstumsprozesse, die mit der Zellteilung bzw. Zellerneuerung einhergehen. Ein Mangel führt zu einer verringerten Immunkompetenz. Wichtig ist Cobalamin des Weiteren für die Bildung von roten Blutkörperchen. Therapeutisch wird es bei bestimmten Darmerkrankungen und Diabetes sowie auch bei Osteoporose eingesetzt, zudem bei der Behandlung der perniziösen Anämie.

Folgen einer Unterversorgung sind aber auch vielfältige psychische und neurologische Probleme.
Als Tagesdosis werden 3,0 Mikrogramm empfohlen.
Gute Lieferanten sind: Rindfleisch, Sardinen, Eier, Milch und Milchprodukte.

## Vitamin C (Ascorbinsäure)

Die wissenschaftliche Bezeichnung Ascorbinsäure erinnert noch heute an die Entdeckung dieses Vitamins: Seeleute, die einst monatelang ohne frisches Obst und Gemüse auskommen mussten, litten und starben zu Tausenden an einer rätselhaften Erschöpfung – bis man dahinter kam, dass schon ein bis zwei Zitronen täglich das gefährliche Leiden verhinderten. Denn der gefürchtete Skorbut – innere Blutungen bis hin zum Schwächetod – war nichts anderes als eine Vitamin-C-Mangelkrankheit.
Skorbut sollte man heute nicht mehr bekommen, aber die typischen Symptome eines Vitamin-C-Defizits sind weit verbreitet: Anfälligkeit gegen Infektionen, grundlose Müdigkeit, Verdauungsprobleme, Zahnfleischblutungen, Gelenkschmerzen und eine ganze Menge anderer Störungen des Allgemeinbefindens. Erhöht man die Vitamin-C-Zufuhr, verschwinden solche Symptome meist ziemlich rasch. Aber Vitamin C kann noch viel mehr. Seine wichtigsten Aufgaben sind: als Antioxidans die zerstörenden Wirkungen von freien Radikalen zu verhindern, die körpereigene Immunabwehr zu steigern und die Entstehung von krebserregenden Stoffen im Körper zu verhindern. Vitamin C wirkt sich günstig bei folgenden Krankheiten aus: Allergien, Arteriosklerose, Gefäßbrüchigkeit, Hautschäden, Grauer Star, Krebs, Rheuma, Herzleiden und Infektionen aller Art. Vitamin C regt auch die

Blutbildungszentren an, fördert die Wundheilung, schützt die Leberzellen und hilft der Leber beim Abbau von Giftstoffen; außerdem ist es der Eisenverwertung zuträglich. Und es macht – wenigstens zu einem Teil – Gifte aus dem Zigarettenrauch unschädlich.

Das alles trifft freilich nur zu, wenn man dem Körper täglich ausreichend Vitamin C zuführt. Die Mindestempfehlung der DGE von 60 Milligramm am Tag wird heute eher als zu niedrig angesehen, jedenfalls dann, wenn es um wirksame Prophylaxe oder um die Therapie bestehender Leiden geht. Hinzu kommt, dass man sich mit Vitamin C über die Nahrung nur dann ausreichend versorgt, wenn man tatsächlich täglich reichlich frisches Obst und Gemüse zu sich nimmt. In Zweifelsfällen helfen Präparate. Eine Überdosierung ist nicht zu befürchten, da nicht benötigtes Vitamin C einfach wieder ausgeschieden wird.

Gute Lieferanten sind vor allem: Kartoffeln (in der Schale gegart), Salate und rohes Gemüse, Sanddorn, Hagebuttenmus, Zitrusfrüchte, Kiwis und schwarze Johannisbeeren.

## Niacin (Nicotinsäure, Nicotinamid)

Manchmal findet sich für Niacin, das zum Vitamin-B-Komplex gehört, noch die alte Bezeichnung Vitamin PP. Diese Abkürzung steht für *Pellagra-preventing factor* (Pellagra-verhindernder Faktor). Pellagra äußert sich durch Dermatitis, Diarrhö, eventuell durch Polyneuropathie, ein Nervenleiden. Niacin wird auch als Vitamin $B_3$ geführt. Es ist Bestandteil einer ganzen Reihe von Enzymen und hat damit eine große Bedeutung für Stoffwechselvorgänge. So obliegen diesen Enzymen beispielsweise die Kontrolle des Cholesterinspiegels, verschiedene Verdauungsvorgänge sowie Funktionen des zentralen

Nervensystems. Niacin ist hilfreich bei Durchblutungsstörungen, weil es die Blutgefäße erweitert. Es kann daher bei Migräne und bei Morbus Raynaud (absterbende Finger) eingesetzt werden. Bei Lebererkrankungen hilft es in enzymatischer Form bei der Zellerneuerung. Auch die Gesundheit der Haut, der Schleimhäute und der Gewebe hängen von einer ausreichenden Niacinzufuhr ab. Außerdem ist es an der Synthese von Sexualhormonen beteiligt.
Erste Symptome eines Mangels sind Muskelschwäche, Appetitlosigkeit, Müdigkeit ohne Anstrengung, Hautreizungen, Entzündungen des Gaumens oder Kopfschmerzen. Die empfohlene tägliche Zufuhr liegt bei 15 bis 18 Milligramm.
Gute Lieferanten sind: Geflügel, mageres Fleisch, Fisch, Lamm, Milch und Milchprodukte, Vollkorn, Naturreis, Kartoffeln, Tomaten, Champignons, Hülsenfrüchte und Spinat.

## Pantothensäure

Pantothensäure wird auch als Vitamin $B_5$ bezeichnet und gehört somit zum B-Komplex. Sie ist für den Fett- und Kohlenhydratstoffwechsel wichtig. Als Stoffwechselaktivator fungiert sie beim Aufbau von Geweben, insbesondere der Haut. Bei einem Mangel kann es zu Störungen der Leberfunktion, Entzündungen der Schleimhäute und zu Erschöpfungszuständen kommen. Das Vitamin ist auch am Aufbau wichtiger Hormone beteiligt und unterstützt die Infektabwehr.
Der Tagesbedarf ist mit etwa 10 Milligramm gedeckt.
Gute Lieferanten sind: Hefe, Innereien, grünes Gemüse, Fleisch, Fisch, Milch und Vollkorn.

## Folsäure

Folsäure gehört zum Vitamin-B-Komplex. Sie fördert vor allem die Bildung von Hämoglobin, rotem Blutfarbstoff, das für den Sauerstofftransport im Blut zuständig ist. In Zusammenhang mit Vitamin $B_{12}$ ist die Folsäure auch an der Zellneubildung beteiligt. Bei der Synthese der Erbsubstanz DNS hat sie ein wichtige Funktion. Ebenso hat Folsäure einen günstigen Einfluss auf die Bildung von Antikörpern und fördert die Zellteilung der Abwehrzellen. Ein Mangel führt zu Entzündungen der Mundschleimhaut und beeinträchtigt die Funktion der Eierstöcke. Die Einnahme der Antibabypille kann die Verwertung von Folsäure mindern. Schwangere haben den doppelten Folsäurebedarf. Die tägliche Einnahmeempfehlung beträgt 150 Mikrogramm.
Gute Lieferanten sind: Leber, Hefe, grünes Gemüse und Weizenkeime.

## Biotin

Auch Biotin gehört zur B-Gruppe und wurde früher als Vitamin H bezeichnet. Ein Teil wird im Darm von Mikroorganismen synthetisiert. Biotin ist an der Energiegewinnung der Zellen beteiligt und wichtig für die Verstoffwechslung von Aminosäuren. Probleme mit Haut, Haaren und Nägeln sprechen auf eine Behandlung mit Biotin an. Für den täglichen Bedarf gibt es bisher nur Schätzungen, die zwischen 0,15 und 0,30 Milligramm liegen.
Gute Lieferanten sind: Sojabohnen, Nüsse, grünes Gemüse, Champignons, Linsen, Milch, Weizen und Tomaten.

## Inositol

Inositol hat vitaminähnlichen Charakter. Es reguliert den Leberstoffwechsel und wird bei Schlafstörungen eingesetzt. Der Tagesbedarf beträgt einige hundert Milligramm.
Gute Lieferanten sind: Fleisch, Gemüse und Hefe.

## Cholin

Auch Cholin ist mit den B-Vitaminen verwandt und ein wichtiger Baustein von Lecithin. Es ist am Fettstoffwechsel und an der Gedächtnisleistung beteiligt. Als Tagesbedarf sind einige hundert Milligramm empfehlenswert.
Gute Lieferanten sind: Hefe, Fisch und Weizenkeime.

## Para-Amino-Benzoe-Säure (PABA)

Die vitaminähnliche Para-Amino-Benzoe-Säure bietet einen gewissen Schutz vor Schäden durch Sonnenlicht und kann auch gegen Ekzeme wirken. Der tägliche Bedarf liegt bei mindestens 50 Milligramm.
Gute Lieferanten sind: Hefe und Getreideprodukte.

## Coenzym $Q_{10}$ (Ubichinon)

Das Coenzym $Q_{10}$, auch Ubichinon genannt, hat einen vitaminähnlichen Charakter. Es spielt eine Rolle beim Energiestoffwechsel der Zelle und wird in allen Organen mit hohen Energieumsätzen – zum Beispiel im Herzen – gebraucht. Außerdem ist es auch an der Unschädlichmachung von freien

Radikalen beteiligt. Der tägliche Bedarf liegt bei 30 Milligramm. Ubichinon kommt in einer Vielzahl von tierischen und pflanzlichen Lebensmitteln vor. Der Organismus bildet Ubichinon aber auch selbst ausreichend. Lediglich mit zunehmendem Alter nimmt diese Fähigkeit ab, was sich durch eine gute Mischkost jedoch ausgleichen lässt. Eine spezielle Empfehlung bestimmter Lebensmittel ist hier nicht gegeben.

# Immunsteigerung durch Mineralstoffe

Mineralstoffe sind chemische Elemente und bestehen, wie der Name schon sagt, aus jeweils einem Mineral. Der Körper kann sie nicht aufbauen, sie müssen also ständig durch die Nahrung bzw. durch Präparate zugeführt werden. Mineralstoffe sind anorganische Bestandteile pflanzlicher und tierischer Gewebe, wobei ihr Gehalt im Einzelnen sehr unterschiedlich sein kann. Als Bau- und Reglerstoffe steuern sie den Flüssigkeitsgehalt im Körper und werden in diesem Zusammenhang auch Elektrolyte genannt. Die Bezeichnung Mengenelemente ist gebräuchlich, weil Mineralien in verhältnismäßig großen Mengen gebraucht werden, nämlich mindestens 100 Milligramm pro Tag. Eigentlich gehören auch die Spurenelemente zu den Mineralstoffen. Sie werden jedoch in erheblich geringeren Dosen benötigt und deshalb als Sondergruppe behandelt (siehe Seite 125ff.).
Die für den Menschen lebensnotwendigen Mineralstoffe sind: Magnesium, Kalium, Calcium, Natrium, Chlor, Schwefel und Phosphor. Sie alle sind höchst hitzestabil, werden also beim Kochen nicht zerstört; Verluste entstehen bei der Zubereitung nur durch Auslaugen. Eine übermäßige Ausscheidung mit dem Harn, Stuhl und Schweiß macht eine erhöhte Zufuhr notwendig.

## Magnesium

Hauptaufgabe von Magnesium ist die Aktivierung der meisten Enzyme, die beim Energiestoffwechsel und damit für die Energiegewinnung Bedeutung haben; es sind über 300 Enzyme magnesiumabhängig. Auf Grund dieser Tatsache kommt

diesem Mineralstoff eine wesentliche Aufgabe bei der Erregungsübertragung von den Nerven auf die Muskeln zu, die dann die Muskelkontraktion bedingt. Die Leistungskraft der Muskeln hängt also ganz wesentlich von einer ausreichenden Magnesiumversorgung ab. Das gilt auch für den Herzmuskel: Magnesium wirkt hier vor allem bei Herzrhythmusstörungen stabilisierend, bei der so genannten vegetativen Dystonie beruhigend und ausgleichend. Das Krankheitsbild von Angina pectoris wird gemildert. Auch die leichte Senkung eines zu hohen Blutdrucks ist nachgewiesen. Außerdem hat Magnesium einen günstigen Einfluss auf arteriosklerotische Veränderungen der Blutgefäße. Es ist zudem am Knochenaufbau beteiligt und stellt eine gewisse Hilfe bei Schlaflosigkeit, Menstruationsbeschwerden und Krämpfen im Urogenitaltrakt dar. Muskelkrämpfe sprechen meist gut auf Magnesiumgaben an. Nicht zuletzt spielt das Mineral auch eine wichtige Rolle bei der Bildung der Erbsubstanz (DNS).
Der tägliche Bedarf an Magnesium liegt bei 300 bis 400 Milligramm.
Gute Lieferanten sind: Milch, Getreide, Vollkorn, Weizenkleie, Nüsse, Trockenobst, Gemüse (besonders Kartoffeln, Kohl, Brunnenkresse, Spinat), Bananen, Fleisch und Fisch.

## Kalium

Neben Magnesium ist Kalium ein überaus wichtiger Mineralstoff für eine geregelte Herztätigkeit. Ein Mangel kann zu Herzrhythmusstörungen und dem gefährlichen Kammerflimmern führen. Von Bedeutung ist Kalium auch bei der Erregungsleitung von Muskeln und Nerven, es aktiviert Enzyme und sorgt für die Gewebespannung (osmotischer Druck) sowie für die Entwässerung. Wenn durch Ernährungsfehler ein Ungleichgewicht zwischen Natrium und Kalium im Körper entsteht, wenn also das Natrium überwiegt, kann es bei so genannten salzsensitiven Menschen zu Bluthochdruck kommen. Der tägliche Bedarf liegt bei mindestens 800 Milligramm. Gute Lieferanten sind Obst (insbesondere Bananen, Avocados, schwarze Johannisbeeren, Aprikosen), Gemüse (vor allem Kartoffeln, Spinat, Grünkohl, Feldsalat, Broccoli, Rosenkohl, Kürbis), Getreide (besonders Roggen, Weizen, Grünkern, Gerste, Hafer, Mais, Buchweizen, Reis) sowie Milch und Milchprodukte. Am meisten Kalium enthält generell Trockenobst.

## Calcium

Fast das gesamte Calcium des Körpers ist an Knochen gebunden. Das allein schon macht seine hohe Bedeutung für den Aufbau und die Festigkeit des Knochengerüsts und der Zähne deutlich. Calcium hat aber auch noch andere Funktionen. Es stabilisiert die Zellmembranen und hat einen Einfluss auf verschiedene Enzyme. Da es an der Funktion der Nerven beteiligt ist, nutzt es auch gegen Schlaflosigkeit und Nervosität. Calcium wirkt Muskelkrämpfen entgegen und beeinflusst die Arbeit des Herzens und der Bauchspeicheldrüse positiv. Es behindert die Freisetzung des für allergische Reaktionen schädlichen Histamins und verstärkt die Wirkung antiallergischer Mittel. Vorbeugend wirkt es gegen Darmkrebs, weil es karzinogene Gallensäuren bindet. Seine wichtigste Aufgabe aber erfüllt es bei der Vorbeugung und Behandlung der Osteoporose. Wissen sollte man, dass eine phosphatreiche Ernährung, das heißt viel Wurst und Colagetränke, den Calciumspiegel negativ beeinflusst.
Als tägliche Zufuhr an Calcium werden 800 bis 1000 Milligramm empfohlen.

Gute Lieferanten sind: Milch und Milchprodukte, Gemüse, Obst, Nüsse, Vollkorn und Hülsenfrüchte.

## Natrium

Kochsalz (Natriumchlorid) besteht zu circa 40 Prozent aus Natrium. Schon aus diesem Grund tritt ein Natriummangel so gut wie kaum bei uns auf. Natrium aktiviert zahlreiche Enzyme und ist zusammen mit Chlor notwendig für die Wasserbindung im Raum außerhalb der Zellen. Ein Überschuss an Kochsalz bindet allerdings auch mehr Wasser als nötig. Bei manchen Menschen kann zu viel Natrium Bluthochdruck nach sich ziehen.
Der Mindestbedarf an Natrium wird auf rund 460 Milligramm geschätzt. Das ist die Menge, die in 1,17 Gramm Kochsalz enthalten ist. Bei natürlichem Mineralwasser, das als natriumhaltig deklariert wird, liegt der Natriumgehalt bei wenigstens 200 Milligramm pro Liter.

## Chlor

Da Chlor der zweite Bestandteil von Kochsalz (Natriumchlorid) ist, können Mängel so gut wie nicht auftreten. Als Teil des Kochsalzes reguliert es den Wasserhaushalt des Körpers. Außerdem ist Chlor Bestandteil des Magensaftes (Salzsäure) und somit am Verdauungsprozess beteiligt.

## Schwefel

Schwefel ist Bestandteil der Aminosäuren Cystein und Methionin. Deshalb ist Schwefel auch in allen Zellen enthalten.

Über diese Aminosäuren ist Schwefel indirekt zu den Radikalenfängern zu zählen (siehe Seite 91). Schwefel wird bei der körpereigenen Insulinproduktion gebraucht. Einen höheren Bedarf an diesem Mineralstoff haben Haut und Haare, weil er an der Bildung von Keratin beteiligt ist, dem Baustoff von Haut und Haaren.
Der tägliche Bedarf wird auf 850 Milligramm geschätzt.
Gute Lieferanten sind: Fleisch, Eier, Milch und Milchprodukte, Nüsse, Knoblauch, Zwiebeln und Schnittlauch.

## Phosphor

Phosphor, ein im Körper immer nur in Verbindungen (Phosphat) vorkommender Mineralstoff, hat zahlreiche Aufgaben. Am wichtigsten ist wohl seine Beteiligung an der Energiegewinnung, denn ohne Phosphor könnte die Nahrung nicht verbrannt und in Energie umgewandelt werden. Die Knochensubstanz besteht zu einem Teil aus Phosphat, das mit dem Calcium eine Verbindung eingeht. Wenn aber zu viel Phosphat aus der Nahrung vorhanden ist, behindert es die Calciumaufnahme und führt zu Störungen im Knochenaufbau (siehe auch Calcium). Langanhaltender Phosphormangel kann aber auch zu Knochenschädigungen führen. Des Weiteren ist Phosphor auch ein Baustein von Zellen sowie von Nukleinsäuren als Träger und Vermittler der Erbanlagen. Außerdem ist er ein Botenstoff bei der Wirkung von Hormonen. Die wünschenswerte tägliche Zufuhr liegt bei 700 bis 800 Milligramm.
Gute Lieferanten sind: Milch und Milchprodukte, Fisch, Fleisch und Innereien, Getreide, Gemüse und Pilze (vor allem Champignons).

# Immunsteigerung durch Spurenelemente

Auch Spurenelemente sind Mineralstoffe. Im Gegensatz zu den so genannten Mengenelementen kommen sie im Körper aber eben nur in Spuren vor: Während der Anteil der Mengenelemente an der Trockenmasse des menschlichen Körpers bei 1,5 Prozent liegt, machen die Spurenelemente weit weniger als ein Prozent aus. Dessen ungeachtet haben sie eine hohe physiologische Bedeutung, und ein Mangel kann gravierende Schädigungen verursachen, oder anders gesagt: kann die Ursache oder Mitursache vieler Krankheiten sein. Deshalb ist eine ausreichende Zufuhr für das Immunsystem von eminenter Bedeutung.

Spurenelemente werden ebenfalls wie Mineralstoffe nicht im Körper gebildet, sondern ausschließlich durch die Nahrung, durch Trinkwasser und auch durch die Atemluft aufgenommen. Als essenziell, also lebenswichtig, sind bisher bekannt: Eisen, Zink, Selen, Kupfer, Mangan, Molybdän, Jod, Kobalt, Chrom, Fluor, Nickel, Silicium, Vanadium und vielleicht auch Zinn. Diskutiert wird über: Aluminium, Arsen, Lithium sowie Germanium. Mit allen weiteren Spurenelementen, die zwar ebenfalls im Körper vorkommen, möglicherweise bestimmte Funktionen haben und zum Teil auch toxisch sind, liegen noch keine ausreichenden therapeutischen Erfahrungen vor.

## Eisen

Eisen ist Bestandteil von Hämoglobin (roter Blutfarbstoff), Myoglobin (entsprechender Farbstoff der Muskelzellen) und wichtigen Enzymgruppen. Hämoglobin transportiert den Sau-

erstoff in alle Bereiche des Körpers. Liegt ein Eisenmangel vor, kommt es zur Anämie, also Blutarmut, worunter dann auch die Sauerstoffversorgung leidet. Das Gleiche gilt für die Muskeln. Als Bestandteil lebenswichtiger Enzyme (z.B. der Cytochrome) wirkt es mit bei der Energiegewinnung und Entgiftung. Auch das Enzym Katalase, das antioxidative Eigenschaften hat, benötigt Eisen. Eisenmangel reduziert die Aktivität eisenabhängiger Enzyme und führt zu einer Verminderung des DNS-Gehalts in Knochenmarkszellen, der Phagozytosefähigkeit, der Zahl der B-Zellen sowie der Immunglobulinbildung. Desgleichen wird die Aktivität von T-Lymphozyten beeinträchtigt.
Der tägliche Bedarf an Eisen liegt bei 10 Milligramm (bei menstruierenden Frauen: 15 Milligramm). Verbessert wird die Eisenaufnahme durch Vitamin C, verschlechtert durch Kaffee, Tee und Phytatsäure in frisch gemahlenem, nicht eingeweichtem Getreide.
Gute Lieferanten sind: Fleisch, Innereien, Gemüse und Hülsenfrüchte.

## Zink

Zink ist ein existenzieller Bestandteil von mehr als hundert Enzymen, so von Superoxiddismutase, das eine starke antioxidative Wirkung hat. Es unterstützt die Arbeit der T-Helferzellen und die Aktivität der Killerzellen, ebenso die immunregulatorischen Funktionen der Makrophagen und die Aktivität von Interleukin. Generell wirkt Zink einer Infektanfälligkeit entgegen. Es hat einen günstigen Einfluss bei Hauterkrankungen, bei der Wundheilung, bei Darmerkrankungen, Diabetes, rheumatoider Arthritis, Leber- und chronischen Nierenerkrankungen sowie bei einer Unterentwicklung der Geschlechtsorgane.

Der Tagesbedarf liegt bei 15 Milligramm. Er wird oft nicht gedeckt bei Vegetariern und älteren Menschen.
Gute Lieferanten sind: Meerestiere, Vollkorn, Gemüse, Hülsenfrüchte, Käse und Fleisch.

## Selen

In Gegenden mit selenarmen Böden und Nahrungsmitteln wird eine zu niedrige Selenaufnahme mit einer höheren Krebssterblichkeit und einem häufigeren Auftreten von koronaren Herzerkrankungen und Hauterkrankungen in Verbindung gebracht. Daran sieht man schon die enorme Bedeutung dieses Spurenelements, das noch vor dreißig Jahren für Gift gehalten wurde. Im Körper ist Selen an die Aminosäuren Methionin und Cystein gebunden und Bestandteil des Enzyms Glutathionperoxidase, eines der wichtigsten antioxidativen Enzyme, weil es die Bildung von Sauerstoffradikalen verringert und die Zellmembranen schützt. Darauf beruht die starke immunstimulierende Wirkung von Selen. Das Spurenelement unterstützt zudem die Entgiftung vieler Schwermetalle im Körper. Es wird zur Vorbeugung und Behandlung von Krebs eingesetzt, ebenso bei Arteriosklerose und Arthritis, bei verschiedenen Hautkrankheiten, beim Grauen Star oder auch Morbus Crohn.
Der tägliche Bedarf wird auf 50 bis 100 Mikrogramm geschätzt.
Gute Lieferanten sind: Vollkorn, Sojabohnen, Meerestiere, Hefe, Fleisch und Knoblauch.

## Kupfer

Kupfer sorgt als Bestandteil des Enzyms Coeruloplasmin für den Einbau des Eisens in das Hämoglobin; auch Kupferman-

gel kann also zu Blutarmut führen. Ebenso zieht Kupfermangel oft eine Verminderung von Granulozyten nach sich und somit eine gestörte Immunabwehr. Beteiligt ist Kupfer an der Bildung von festem Bindegewebe vor allem in den Arterien, wovon die Funktion der Blutgefäße abhängt. Symptome eines Kupfermangels können auch Wachstumsstörungen, Skelettveränderungen und Störungen im Zentralnervensystem sein.
Der tägliche Bedarf liegt bei zwei bis vier Milligramm.
Gute Lieferanten sind: Nüsse, Rosinen, Kakao, Innereien, Fisch, grünes Gemüse und Obst.

## Mangan

Mangan ist Bestandteil vieler Enzyme, die eine Bedeutung für den Eiweißstoffwechsel, die Energiegewinnung und den Aufbau von Knochen und Bindegewebe haben. So ist es auch in dem Enzym Superoxiddismutase enthalten, das eine wichtige Funktion als Schutz vor Oxidation hat. Beteiligt ist Mangan ferner an der Harnstoffbildung und der Fettsynthese sowie an der Produktion von Melanin und Dopamin, zwei neurologisch bedeutsamen Substanzen. Günstige Einflüsse hat Mangan bei Gewebeschwäche (Krampfadern), Arthrose und Arthritis, bei niedrigem Blutdruck, Allergien sowie Diabetes.
Der tägliche Bedarf wird auf drei bis neun Milligramm geschätzt.
Gute Lieferanten sind: Tee, Weizenvollkorn, Weizenkeime, Nüsse und Gemüse.

## Molybdän

Molybdän ist Cofaktor verschiedener Enzyme, vor allem solcher, die eine Entgiftungsfunktion haben. Es ist notwendig für ein gesundes Wachstum, soll Karies entgegenwirken und einen günstigen Einfluss bei Potenzstörungen im höheren Lebensalter haben. Der Molybdängehalt in Lebensmitteln schwankt je nach Bodenbeschaffenheit. Da Molybdän, wie viele andere Spurenelemente auch, im Getreidekeim enthalten ist, kann bei der Herstellung von Weißmehl ein Großteil verloren gehen.
Der exakte Tagesbedarf ist nicht bekannt, wird jedoch durch eine ausgewogene Nahrung gedeckt.
Gute Lieferanten sind: Weizenkeime, Vollkorn, Sojabohnen, Innereien, Hefe, Eier und Hülsenfrüchte.

## Jod

Jod ist Bestandteil der Schilddrüsenhormone; 70 bis 80 Prozent des im Körper befindlichen Jods sind in der Schilddrüse konzentriert. Jodmangel führt deshalb zu einer zu geringen Produktion dieser Hormone, woraus letztlich eine Vergrößerung der Schilddrüse resultiert. Das Spurenelement ist vielfach in zu geringen Mengen in den ausgelaugten Böden enthalten, weshalb es früher in diesen Regionen häufig zur Kropfbildung kam. Um einem Jodmangel vorzubeugen, wird deshalb dem Speisesalz künstlich Jod zugesetzt.
Der tägliche Bedarf liegt bei 180 bis 200 Mikrogramm.
Gute Lieferanten sind: Meerestiere (Fische, Krustentiere), Tang, Milch und Milchprodukte, Gemüse (bodenabhängig) und natürlich jodiertes Speisesalz.

## Kobalt

Kobalt ist ein wichtiger Bestandteil von Vitamin $B_{12}$ (Cobalamin); die Wirkung von Kobalt hängt deshalb eng mit der von Vitamin $B_{12}$ zusammen. Es regt die Bildung der Erythrozyten, der roten Blutkörperchen, an. Außerdem aktiviert es Enzyme.
Der tägliche Bedarf wird nicht näher beziffert, weil es als sicher gilt, dass er aus der Nahrung problemlos gedeckt wird.
Gute Lieferanten sind: Pflanzliche Nahrungsmittel wie Hülsenfrüchte, Nüsse und Weizenkeime.

## Chrom

Chrom hat eine Funktion als Glucosetoleranzfaktor, das heißt, es verbessert die Wirksamkeit von Insulin, wodurch die Blutzuckereinstellung erleichtert wird. Deshalb hat es einen günstigen Einfluss sowohl bei der Vorbeugung wie auch bei der Behandlung von Alterszucker. Außerdem wirkt es einer schädlichen Erhöhung der Cholesterinwerte entgegen. Der tägliche Bedarf liegt bei mindestens 50 Mikrogramm.
Gute Lieferanten sind: Weizenkeime, Vollkorn, Tee, Käse, Rindfleisch, Eidotter, Artischocken, Petersilie und Hefe.

## Fluor

Fluor spielt eine gewichtige Rolle bei der Kalzifizierung der Knochen und Zähne. Deshalb befinden sich 95 Prozent des Gesamtvorkommens im Körper in den Knochen. Die Härte des Zahnschmelzes, die Stabilität der Knochen sowie die Resistenz der Zähne gegen Karies hängen weitgehend von diesem Spu-

renelement ab. Bei Osteoporose kann man Fluor zur Vorbeugung von Knochenbrüchen einsetzen.
Als tägliche Zufuhr wird ein Milligramm empfohlen.
Gute Lieferanten sind: Tee, Walnüsse, Lachs, Innereien, Fisch, Schalen- und Krustentiere sowie Getreide.

## Nickel

Nickel aktiviert einige Enzyme. Er kann die Insulinwirkung verstärken und die Melaninwirkung aktivieren, die Adrenalinwirkung aber verringern. Ansonsten sind seine Funktionen noch weitgehend unerforscht. Eine höhere Konzentration von Nickel findet man in Lymphknoten.
Der tägliche Bedarf wird auf 50 Mikrogramm pro Kilo Körpergewicht geschätzt.
Gute Lieferanten sind: Kakao, Schokolade, Tee, Getreide und Gemüse.

## Silicium

Silicium, oft auch einfach Kieselsäure genannt, ist notwendig für den Aufbau von Bindegewebe und Knorpeln. Außerdem ist es beteiligt am Verkalkungsprozess der Knochen. Ein Mangel macht sich an Haut, Haaren und Nägeln bemerkbar. Silicium wird unter anderem bei Bindegewebsschwäche, Bänderschwäche, aber auch bei Magen- und Darmproblemen eingesetzt. Außerdem wird eine gewisse Abwehrstärkung vermutet.
Die empfohlene tägliche Zufuhr liegt bei fünf bis zehn Milligramm.
Gute Lieferanten sind: Vollkorn, Wurzelgemüse, Hirse und Kartoffeln.

## Vanadium

Vanadium findet sich in nur sehr geringen Spuren im Gewebe. Ein Mangel kann zu einer erhöhten Cholesterinbildung führen. Wahrscheinlich schützt es vor gewissen Herzproblemen. Nicht zu unterschätzen ist seine Bedeutung auch für Knochen, Knorpel und Zähne.
Über den Bedarf gibt es noch keine verbindlichen Angaben. Vanadium wird über Lunge und Haut auch aus der Luft aufgenommen.
Gute Lieferanten sind: Meeresfrüchte, Pilze, Petersilie, Dill und schwarzer Pfeffer.

## Zinn

Von Zinn weiß man, dass es ein Bestandteil von Gastrin ist, einem Gewebehormon, das die Salzsäureproduktion im Magen reguliert. Der tatsächliche tägliche Bedarf ist noch nicht ermittelt. Mangelsymptome sind bislang unbekannt.

# Immunsteigerung durch Aminosäuren

Aminosäuren sind die Bausteine, aus denen das körpereigene Eiweiß – die Proteine – aufgebaut wird. Gewebeaufbau, Zellwachstum und Zellstoffwechsel verlaufen nur dann reibungslos, wenn der Körper mit allen Aminosäuren ausreichend versorgt wird. Fehlt auch nur eine von ihnen, kommt das bereits einem Eiweißmangel gleich, worunter nicht zuletzt auch das Immunsystem leidet. Acht Aminosäuren sind existenziell. Das bedeutet in diesem Fall: Sie müssen durch die Nahrung zugeführt werden. Es sind dies: Valin, Leucin, Isoleucin, Threonin, Methionin, Lysin, Phenylalanin, Tryptophan; wahrscheinlich fallen auch noch Cystein und Histidin in diese Kategorie. Die übrigen Aminosäuren werden im Organismus selbst gebildet, müssen allerdings bei gewissen Krankheiten ebenfalls substituiert werden.

## Tierisches und pflanzliches Eiweiß

Die klassischen Lieferanten sind naturgemäß eiweißreiche Lebensmittel tierischer Herkunft wie Fleisch, Fisch, Milch und Milchprodukte. Aber auch pflanzliche Lebensmittel sind als Eiweißlieferanten nicht zu unterschätzen. Es gilt allerdings zwischen vollwertigem Eiweiß, das alle für den Menschen notwendigen Aminosäuren besitzt, und nicht-vollwertigem Eiweiß, dem die eine oder andere unentbehrliche Aminosäure fehlt, zu unterscheiden. Doch sollte man nicht dem Irrtum erliegen, dass Letzteres grundsätzlich auf pflanzliches Eiweiß zutrifft. Es stimmt zwar, dass viel pflanzliches Eiweiß niederwertig ist, also nicht alle Aminosäuren liefert. Dennoch verstehen es zum Beispiel Vegetarier sehr wohl, solche Defizite durch die richtige

Nahrungszusammenstellung auszugleichen. So hat zum Beispiel die Kombination Kartoffeln mit Ei eine besonders hohe Wertigkeit.
Der Bedarf an essenziellen Aminosäuren wird im Allgemeinen durch eine ausgewogene Kost gedeckt; er wird nur bei den essenziellen angegeben. Die speziellen Wirkungen und Indikationen im Einzelnen:

## Valin

Valin ist maßgeblich am Aufbau der Muskelmasse und am Kohlenhydratstoffwechsel beteiligt. Ein Mangel kann bei großer körperlicher Anstrengung zu rascher Ermüdung führen. Täglicher Bedarf: vierzehn Milligramm pro Kilo Körpergewicht.

## Leucin

Leucin hat die gleichen Aufgaben wie Valin und trägt ebenfalls zur Energiegewinnung bei körperlicher Anstrengung bei. Ein Mangel kann zu Appetitlosigkeit und allgemeiner Krankheitsanfälligkeit führen.
Täglicher Bedarf: vierzehn Milligramm pro Kilo Körpergewicht.

## Isoleucin

Isoleucin hat ebenfalls die Wirkung von Leucin und Valin. In Zusammenhang mit anderen Aminosäuren dämpft es Stresssymptome.

Täglicher Bedarf: zehn bis elf Milligramm pro Kilo Körpergewicht.

## Threonin

Threonin spielt eine wichtige Rolle bei der Synthese von Immunglobulinen und Antikörpern, ist also für das Immunsystem von Bedeutung. Außerdem ist es von großer Wichtigkeit für die Entwicklung der Knochen. Ein Mangel an Threonin führt zu Ermüdungserscheinungen. Die Aminosäuren Serin und Glycin können im Körper aus Threonin synthetisiert werden.
Täglicher Bedarf: sechs bis sieben Milligramm pro Kilo Körpergewicht.

## Methionin

Methionin ist eine schwefelhaltige Aminosäure. Es unterstützt Entgiftungsreaktionen in der Leber, hilft mit bei der Wundheilung, baut bei Allergien Histamin ab, säuert den Harn an und behindert dadurch das Bakterienwachstum bei Harnwegsinfekten. Auch kann es dem wiederholten Auftreten von Phosphatsteinen in der Niere vorbeugen.
Täglicher Bedarf: elf bis dreizehn Milligramm pro Kilo Körpergewicht.

## Lysin

Lysin ist maßgeblich an der Bildung von Enzymen beteiligt. Ein Mangel bremst dagen die Funktion verschiedener le-

benswichtiger Enzyme. Lysin kann tumoröse Prozesse und generell Immundefizienzen günstig beeinflussen.
Täglicher Bedarf: zehn bis zwölf Milligramm pro Kilo Körpergewicht.

## Phenylalanin

Phenylalanin hat eine wichtige Funktion bei der Unschädlichmachung von Schadstoffen durch die Leber und Niere. Zudem ist es Ausgangsprodukt für die Bildung von Ubichinon ($Q_{10}$). Es gilt als natürlicher Appetitzügler und hat positiven Einfluss auf die Vigilanz (Wachheit) und die Gedächtnisleistung. Zudem sorgt es für eine gehobene Stimmung und wird für den Aufbau der Hormone Adrenalin und Tyrosin gebraucht.
Täglicher Bedarf: dreizehn bis vierzehn Milligramm pro Kilo Körpergewicht.

## Tryptophan

Tryptophan gibt den Anstoß zur Bildung des körpereigenen Neurotransmitters Serotonin, der eine entspannende und beruhigende Wirkung hat, sowie von Melatonin mit ähnlichem Effekt. Es wird deshalb gern zur Schlafförderung genutzt, kann aber auch Linderung bei chronischen Schmerzzuständen bringen. Bei Patienten mit seelischer Demenz (Altersschwachsinn) ist der Tryptophanspiegel deutlich gesenkt. Auch bei Depressionen wird unter Umständen Tryptophan gegeben. Täglicher Bedarf: drei Milligramm pro Kilo Körpergewicht.

## Cystein

Cystein ist eine schwefelhaltige Aminosäure und damit eine Quelle des organisch gebundenen Schwefels. Es ist ein bedeutender Bestandteil der Glutathionperoxidase, eines der wichtigsten antioxidativen Enzyme. Als Struktur- und Funktionselement ist es, ebenso wie Cystin (siehe unten), von großer Relevanz für alle Enzyme. Es fördert die Bildung von Bindegewebe bei Heilungsprozessen und hilft bei der Ausscheidung von giftigen Schwermetallen. Auch kann es zur Normalisierung einer gestörten Funktion der T-Lymphozyten beitragen. Und es sorgt für einen gewissen Schutz der Zellen gegenüber freien Radikalen.

## Cystin

Cystin wird im Organismus aus Cystein gebildet. Es wird ebenfalls für den Aufbau von Glutathion gebraucht und ist somit an der Entgiftungsfunktion der Leber beteiligt. Ein Mangel kann Störungen bei der Haar- und Nagelbildung hervorrufen.

## Alanin

Alanin sorgt für die nötige Bereitstellung von Energie. Es wirkt mit bei der Regulierung des Blutzuckers.

## Histidin

Histidin hat eine gewisse relaxierende Wirkung mit günstigem Einfluss auf einen zu hohen Blutdruck. Auch steigert es die Säuresekretion des Magens. Ein Histidinmangel schränkt die Hämoglobinsynthese ein. Bei chronischem Nierenversagen gilt es als unentbehrlich.

## Arginin und Ornithin

Arginin entsteht im Harnstoffzyklus und geht in die Aminosäure Ornithin über. Sowohl Arginin wie auch Ornithin stimulieren die Hypophyse und steigern so die Ausschüttung des Wachstumshormons STH, das an der Fettverbrennung beteiligt ist und dem man eine Verzögerung des Alterungsprozesses nachsagt. In Gewebekulturen fördert Arginin – nicht aber Ornithin – das Wachstum von Zellen. Arginin stimuliert auch die Kollagenbildung, was wichtig für die Wundheilung ist. Für das Immunsystem von Bedeutung ist vor allem, dass Arginin die Lymphozytenzahl im Thymus erhöht und die Aktivität und den Reifungsprozess von T-Zellen anregt. Außerdem verringert Arginin die Entwicklung und Metastasierung von Tumoren.

## Asparagin

Asparagin bzw. seine lösliche Form, Asparaginsäure, ist beteiligt an der Bildung der DNS und spielt auch für den Aufbau des Immunsystems eine Rolle. Es stimuliert die Sekretion von Glucagon, einem Hormon, das von der Bauchspeicheldrüse produziert wird und den Glucosespiegel im Blut reguliert.

## Glutamin

Glutamin bzw. seine lösliche Form, die Glutaminsäure, ist wichtig für die Energiebereitstellung und unterstützt das Lang- und Kurzzeitgedächtnis sowie die Konzentrationsfähigkeit. In lymphatischen Geweben – Lymphknoten, Milz, Thymus – herrscht eine hohe Aktivität von Glutaminase, einem Enzym, das aus Glutamin gebildet wird. Glutaminabhängig ist die Differenzierung von B-Zellen zu antikörpersynthetisierenden Zellen und die Interleukinfreisetzung durch aktivierte Lymphozyten. Die Phagozytose hängt von der Glutaminkonzentration ab.

## Glycin

Glycin ist an Entgiftungsreaktionen der Leber beteiligt. Für die Stabilität des Immunsystems ist es insofern mit zuständig, als es an der Produktion von Immunglobulinen bzw. Antikörpern beteiligt ist.

## Taurin

Taurin wird aus Methionin synthetisiert und findet sich in hoher Konzentration in der Herz- und Skelettmuskulatur sowie im zentralen Nervensystem.

## Carnitin

Carnitin zählt man nicht grundsätzlich zu den Aminosäuren. Es wurde früher auch als Vitamin T bezeichnet, wird aber aus zwei anderen Aminosäuren, nämlich Methionin und Lysin, gebildet unter Mitwirkung von Eisen sowie der Vitamine C, $B_6$ und Niacin. Im Körper konzentriert sich Carnitin besonders im Herzmuskel und in der Skelettmuskulatur. Es spielt eine zentrale Rolle bei der Energiegewinnung aus Fetten. Außerdem hat es eine immunmodulierende Wirkung und gewisse Funktionen für das Nervensystem.

## Tyrosin

Tyrosin wird im Körper aus der Aminosäure Phenylalanin gebildet. Es ist an der Produktion der Schilddrüsen- und Nebennierenhormone beteiligt. Außerdem hat es einen leicht antidepressiven Effekt.

## Prolin

Prolin und auch Hydroprolin sind wichtig für den Aufbau von Gelenken und Sehnen und spielen für die Energiegewinnung bei der Muskeltätigkeit eine Rolle.

## Serin

Serin kann aus Glycin gebildet werden. Es ist von Bedeutung bei der Speicherung von Acetylcholin, einem Neurotransmitter, der für die nervale Erregungsausbreitung bzw. Reizübertragung auf die Muskelfasern verantwortlich ist.

## Glutathion

Glutathion ist eine Aminosäurenverbindung, die aus Cystein, Glutaminsäure und Glycin besteht. Es gilt als eines der wichtigsten Antioxidantien überhaupt und wird deshalb gern auch als Radikalenkiller bezeichnet. Im Organismus hat es die Aufgabe, die Produktion des Enzyms Glutathionperoxidase zu stimulieren. Dieses Enzym ist von ausschlaggebender Bedeutung bei der Unschädlichmachung von freien Radikalen, und zwar im Zusammenspiel mit den anderen Antioxidantien. Das Ordnungssystem und damit die Lebensfähigkeit der Zellen hängen, wie ja bereits erläutert, davon ab, ob die Abwehr der freien Radikale gut funktioniert. Glutathion ist somit eigentlich ein unverzichtbarer Schutzfaktor bei der Vorbeugung von Krankheiten. In hohem Maße gilt das auch, um die Entwicklung von degenerativen Krankheiten und von allgemeinen Verschleißerscheinungen zu bremsen. Somit nimmt Glutathion auch positiven Einfluss auf den Alterungsprozess. Das Enzym Glutathionreduktase hat außerdem vielfältige Entgiftungsfunktionen wie zum Beispiel gegen Nitrosamine, einen karzinogenen Stoff, und toxische Schwermetalle. Neben Fleisch liefern Spinat und Broccoli besonders gut Glutathion.

# Immunsteigerung durch sekundäre Pflanzenstoffe

Unter sekundären Pflanzenstoffen versteht man bioaktive Substanzen. Lange hielt man sie für bedeutungslos, bis sich in jüngster Zeit herausstellte, dass sie trotz der geringen Mengen – bei einer pflanzlich betonten Mischkost nimmt man täglich circa 1,5 Gramm auf – der Gesundheit wertvolle Dienste leisten. Man schätzt, dass es an die 10 000 Substanzen dieser Art gibt, die in unserer pflanzlichen Nahrung enthalten sind. Sie werden in verschiedene Gruppen eingeteilt.

## Flavonoide

Bis heute sind etwa 4000 bis 5000 verschiedene Strukturen dieser im Pflanzenreich sehr weit verbreiteten Substanzen, die auch als Bioflavonoide bezeichnet werden, bekannt. Sie kommen vor allem in den Randschichten von Pflanzen, aber auch in Blättern vor – ein Grund, warum man Obst nicht grundsätzlich schälen sollte. Bei frischen, unverarbeiteten Lebensmitteln ist der Flavonoidgehalt am höchsten. Flavonoide sind ein wichtiges Antioxidans, wirken der Entstehung von Krebs entgegen, beeinflussen verschiedene Immunmechanismen und haben eine antimikrobielle Wirkung.

## Phytosterine

Phytosterine wirken senkend auf den Cholesterinspiegel und vermutlich auch gegen Krebs. Sie kommen hauptsächlich in

Sonnenblumenkernen, Sesam und Kürbiskernen sowie in Sojaöl vor.

## Saponine

Saponine weisen immunstärkende Eigenschaften auf, wirken antikanzerogen, antimikrobiell und können den Cholesterinspiegel senken. Bei isolierten Saponinen hat man eine Schädigung von roten Blutzellen und von Darmwandzellmembranen beobachtet. Doch führt die orale Zufuhr im natürlichen Pflanzenverbund zu keinen toxischen Reaktionen. Besonders reich an Saponinen sind Sojabohnen und Kichererbsen.

## Glucosinolate

Glucosinolate tragen zum typischen Geschmack von Senf, Meerrettich oder auch von Kohl bei. Für die Gesundheit förderlich ist vor allem ihre antikanzerogene und antimikrobielle Wirkung.

## Polyphenole

Polyphenole setzen sich aus verschiedenen Stoffgruppen zusammen. Die größte Bedeutung haben die Flavonoide (siehe oben) sowie die Phenolsäuren. Auch die Polyphenole kommen überwiegend in den Randschichten der Pflanzen vor. Ihr Gehalt ist in frisch geerntetem Obst und Gemüse am höchsten und findet sich in grünem Tee. Phenolsäuren wirken antikanzerogen, antimikrobiell und antioxidativ. Weitere Polyphenole sind Kumarine, Phenole und Lignane.

## Protease-Inhibitoren

Protease-Inhibitoren kommen hauptsächlich in Hülsenfrüchten und Getreide vor. Ihre antikanzerogene und antioxidative Wirkung wurde nachgewiesen.

## Phytoöstrogene

Phytoöstrogene ähneln im Aufbau und in der Wirkung den menschlichen Östrogenen, weisen jedoch eine geringere Konzentration auf. Studien weisen auf einen antikanzerogenen und antioxidativen Effekt hin. Vor allem tropische Hülsenfrüchte, Weizenkleie, Sojamehl und Leinsamen enthalten diese Substanzen.

## Sulfide

Die antimikrobielle Wirkung von Sulfiden wurde schon vor fast 150 Jahren von Louis Pasteur nachgewiesen. Belegt ist auch ein antikanzerogener Effekt. Außerdem beeinflussen Sulfide generell das Immunsystem sowie die Blutgerinnung.

# Immunsteigerung durch Fettsäuren

Fette bestehen aus Glycerin und verschiedenen Fettsäuren. Diese Fettsäuren wiederum setzen sich zusammen aus den Elementen Kohlenstoff (C), Wasserstoff (H) und Sauerstoff (O). Man unterscheidet drei Arten von Fettsäuren: 1. Gesättigte Fettsäuren: Die C-Atome sind jeweils mit zwei H-Atomen gesättigt. 2. Einfach ungesättigte Fettsäuren: Sie haben ebenfalls solche Einfachbindungen, zudem aber auch eine Doppelbindung, bei der doppelt verbundene C-Atome nur ein H-Atom binden. 3. Mehrfach ungesättigte Fettsäuren: Sie weisen zwei oder mehr solcher Doppelbindungen auf.
Unsere Nahrungsfette sind ein Gemisch aus unterschiedlichen Fettsäuren. Fette mit überwiegend gesättigten Säuren erkennt man daran, dass sie fest sind; sie sind tierischer Herkunft, wovon Fisch allerdings ausgenommen ist. Fette mit einem hohen Anteil an mehrfach ungesättigten Säuren sind flüssig und pflanzlicher Herkunft oder eben von Fischen. Obwohl wir im Durchschnitt einen sehr hohen Fettverzehr haben, führen wir uns zwar viel – man kann häufig schon sagen: zu viel – gesättigte Fettsäuren zu, nämlich die aus tierischen Lebensmitteln, dagegen meist nicht genug der mehrfach ungesättigten Variante. Nach allgemeiner Empfehlung sollte die tägliche Nahrung je ein Drittel gesättigte, einfach ungesättigte und mehrfach ungesättigte Fettsäuren enthalten. Liegt der Anteil an ungesättigten sogar etwas höher, kommt das nur der Gesundheit zugute. Denn auf die mehrfach ungesättigten kommt es im Sinn einer guten Immunabwehr an. Man nennt sie wegen ihrer besonderen Bedeutung auch essenziell.

## Hochwertige Öle

Lieferanten für die mehrfach ungesättigten Fettsäuren sind hochwertige pflanzliche Öle wie zum Beispiel Raps-, Distel-, Sonnenblumen-, Maiskeim- und Olivenöl sowie Fisch – vorwiegend Seefisch –, wobei die Regel gilt: Je kälter die Meere sind, aus denen die Fische stammen, desto höher ist ihr Fettgehalt; am meisten enthalten Makrele, Lachs und Hering. Bei den Ölen ist es wichtig, dass sie kaltgepresst sind, also bei der Produktion nicht erhitzt werden. Die wichtigsten mehrfach ungesättigten Fettsäuren sind: Linolsäure, Omega-3- und Omega-6-Fettsäuren. Da sich ihre Wirkungsweise im Körper weitgehend deckt, werden sie hier zusammengefasst dargestellt.

## Schutz für Herz und Kreislauf

Die essenziellen Fettsäuren schützen vor allem Herz und Kreislauf, denn sie senken sowohl das Gesamt- als auch das LDL-Cholesterin, was allerdings auch schon einfach ungesättigter Fettsäure gelingt. Und vermutlich beeinflussen sie auch die Triglyzeride, eine andere Gruppe von Blutfetten, günstig. Sie wirken sich zudem positiv auf einen zu hohen Blutdruck aus, einem der Risikofaktoren für Arteriosklerose. Von den Eskimos weiß man, dass sie bis zu vierzigmal weniger vom Herzinfarkt bedroht waren als andere Europäer, solange sie sich vorwiegend von Fisch und Meerestieren ernährten.

## Stimulation des Immunsystems

Die mehrfach ungesättigten Fettsäuren stimulieren aber auch das Immunsystem. So sind Menschen, die einen Mangel an dieser Substanz haben, deutlich anfälliger für Infektionen aller Art; außerdem verläuft die Wundheilung bei ihnen verzögert. Hinzu kommt eine Neigung zu Hautschäden. Mehrfach ungesättigte Fettsäuren hemmen generell Entzündungen. Beim Kochen mit Öl sollte man darauf achten, dass es nicht zu sehr erhitzt wird, denn Hitze zerstört einen Teil der positiven Wirkung auf den Organismus. Man sollte Öl also im Prinzip nur für Salate verwenden – und da nicht zu knapp –, oder man fügt es den bereits gegarten Speisen erst später hinzu. Das gilt allerdings nicht für Olivenöl. Es enthält zwar erheblich weniger mehrfach ungesättigte Fettsäuren, ist jedoch ideal zum Garen – man denke da nur an die Mittelmeerküche und an die beliebte Kreta-Diät. Olivenöl ist deshalb allen anderen Garfetten vorzuziehen.

## Lecithin

Ein Wort noch zu Lecithin. Es zählt zu einer Gruppe von fettähnlichen Stoffen, deren wichtigste Bausteine mehrfach ungesättigte Fettsäuren sowie die vitaminähnlichen Substanzen Inositol und Cholin sind. Ein Mangel an Lecithin fördert die Entwicklung von Arteriosklerose. Es hat aber auch eine Schutzfunktion für die Leber. Und es stärkt in gewisser Weise die Nerven sowie die Gedächtnisleistung. Außerdem verbessert Lecithin die Durchlässigkeit der Zellmembranen.

# Lebensmittel für die Gesundheit

Vor kurzem veröffentlichte die berühmte amerikanische Mayo-Clinic eine Studie, die in ihrer Logik gar nicht so erstaunlich, sondern eigentlich recht selbstverständlich ist. Die Kernaussage lautet: Optimistische Menschen ernähren sich besser als pessimistische. Und die Erklärung leuchtet ein: Optimisten stehen dem Leben positiv gegenüber und sind bereit, mehr für ihre Gesundheit zu tun. Dazu gehört natürlich auch eine entsprechende Kost. Pessimisten dagegen sind eher gleichgültig und dementsprechend weniger wählerisch, wenn es ums Essen geht.
In den vorausgegangenen Kapiteln wurde ausführlich beschrieben, welche Stoffe der Körper benötigt und welche Substanzen dem Immunsystem dienlich sind. Zur Abrundung dieses so enorm wichtigen Themas und zur praktischen Umsetzung seien im Folgenden noch einige der wichtigsten Lebensmittel aufgeführt, die man für eine gesunde Ernährung berücksichtigen sollte.

## Ananas

Als Vorspeise zu einer eiweißreichen Mahlzeit verbessert ein Stück Ananas die Eiweißverdauung und -verwertung. Zuständig dafür ist das Enzym Bromelain, das allerdings nur in frischen Früchten enthalten ist.

## Äpfel

*Two apples a day keep the doctor away,* sagen die Engländer – wer zwei Äpfel am Tag isst, braucht keinen Arzt. Die Ursache liegt im Pektingehalt der Äpfel, der die Darmtätigkeit fördert, so dass Bakteriengifte und Cholesterin besser ausgeschieden werden.

## Aprikosen

Vor allem getrocknet verbessert diese Frucht die Funktionsfähigkeit der Schleimhäute.

## Avocado

Diese tropische Frucht enthält ungewöhnlich viel mehrfach ungesättigte Fettsäuren, ist also gut für Herz und Kreislauf.

## Banane

Die basenreiche Frucht wirkt einer Versäuerung des Organismus entgegen und verbessert die Darmflora. Außerdem verhindert sie schädliche Gärungsprozesse im Darm.

## Bohne

Weiße Bohnen haben einen günstigen Einfluss auf Blutbildung und Schleimhäute. Grüne Bohnen sorgen für eine vermehrte Ausscheidung von Harnsäure.

## Broccoli

Das grüne Kohlgemüse steht seit einigen Jahren ganz oben in der Hitliste all jener Pflanzen, denen man eine hohe protektive Wirkung beimisst. So gilt es als sicher, das Broccoli allgemein immunstimulierend wirkt und auf Grund seiner vielen sekundären Pflanzenstoffe (Flavonoide) einen gewissen krebshemmenden Effekt hat. Vor allem amerikanische Mediziner sagen Broccoli eine gute vorbeugende Wirkung gegen Arteriosklerose nach. Außerdem übt Broccoli einen günstigen Einfluss auf die Zellerneuerung aus.

## Erdbeere

Die feine Frucht wirkt Darmstörungen entgegen, die das Immunsystem negativ beeinflussen können.

## Gerste

Vor allem als Vollkorn (Schrot, Mehl) zeigt Gerste gute Effekte bei Bindegewebsschwäche.

## Grüne Salate

Blattsalate, von denen es ein gutes Dutzend verschiedene Sorten gibt, sind im Sinn des Immunsystems vor allem wegen ihres hohen Chlorophyllgehalts von Bedeutung. Denn dieser Blattfarbstoff fördert die Bildung des roten Blutfarbstoffs und ist zudem gut für den Darm. Im Zusammenwirken mit dem in grünen Salaten reichlich enthaltenen Vitamin C sowie Kupfer und Eisen fungiert Chlorophyll sogar als ein richtiger »Blutbilder«. Da man Salate nur roh verzehrt, führen sie dem Körper auch reichlich Enzyme zu und sind vor allem hervorragend als Vorspeise vor der Hauptmahlzeit geeignet.

## Gurke

Das extrem kalorienarme Gemüse wirkt harntreibend, wodurch vermehrt Harnsäure und andere Stoffwechselgifte ausgeschieden werden.

## Hafer

Zum Backen wird Hafer kaum verwendet, dennoch ist er eine der wertvollsten Getreidesorten; er wird vor allem als Flocken, Suppeneinlage oder Brei verzehrt. Hafer wirkt sich günstig auf die Steigerung der Abwehrkräfte aus oder wenn Störungen des Blutbildes vorliegen. Generell verbessert er auch die Leistungskraft.

## Hefe

Gemeint ist hier die Bierhefe, nicht die Backhefe. Sie wird in Apotheken und Reformhäusern angeboten und leistet gute Dienste bei Störungen der lymphatischen Organe, bei Blutarmut, Infektionen und Magen-Darm-Erkrankungen.

## Heidelbeere

Diese wohlschmeckenden Beeren wirken Gär- und Fäulnisprozessen im Darm entgegen. Gleichzeitig haben sie in diesem Bereich eine entzündungshemmende Wirkung. Als Trockenobst wirken Heidelbeeren rasch bei Durchfall.

## Honig

Honig ist ein außerordentlich gesundes Nahrungsmittel. Die in ihm enthaltenen Inhibine hemmen das Bakterienwachstum. Honig wird deshalb auch als natürliches Antibiotikum bezeichnet. Er steigert die Immunabwehr und fördert die Hämoglobinbildung. Da Honig generell für Energie sorgt, lässt sich Stress besser vertragen.

## Joghurt

Generell sollte man Joghurt mit rechtsdrehender Milchsäure zu sich nehmen. Die Information steht auf der Packung. Diese Milchsäure beeinflusst nicht nur die Bakterienflora des Darms, sondern kann durch die Vermehrung der Sauerstoffzufuhr sogar gegen Krebszellen vorgehen. Das gilt auch für andere Sauermilchprodukte wie Kefir und Dickmilch. Angeboten werden auch so genannte probiotische Produkte. Probiotisch bedeutet, dass sie vermehrt Substanzen wie Lactobacillus und Bifidus enthalten, die das Immunsystem noch stärker stimulieren können.

## Knoblauch

Der stark riechende Knoblauch gilt seit jeher als besonders gesund. Tatsache ist, dass er antimikrobiell wirkt und allgemein auch das Immunsystem stimuliert. Hinzu kommt eine desinfizierende Wirkung in Magen und Darm. Im Wesentlichen trifft das allerdings nur für den rohen Knoblauch zu. Sein Selengehalt bleibt aber auch beim Garen erhalten.

## Kresse

Es lohnt sich, Gartenkresse als Salatwürze zu verwenden. Denn in jüngster Zeit hat man herausgefunden, dass sie Stoffe enthält, die gegen Dickdarmkrebs wirken.

## Löwenzahn

Als Salat und als Saft hat Löwenzahn einen heilsamen Einfluss auf den Stoffwechsel, was sich auch positiv auf das Immunsystem auswirkt. Die so genannten Frühjahrskuren machen sich diesen Effekt zu Nutze.

## Mangold

Das spinatähnliche Gemüse mit einem hohen Chlorophyllgehalt wirkt vor allem blutbildend.

## Meerrettich

Die auch Kren genannte Würzpflanze stimuliert die Darmzotten, wodurch mehr Lymphe in die Lymphbahnen gebracht wird – ein wichtiger Mechanismus für das Immunsystem. Außerdem hat Meerrettich eine stark desinfizierende Wirkung.

## Melone

Als Vorspeise vor einer Hauptmahlzeit liefert ein Stück Melone wertvolle Enzyme für die Verdauung und unterstützt damit die Verwertung der Speisen.

## Milch

Von Milch als einem der gesündesten Lebensmittel war bereits wiederholt die Rede. Es sei hier nur noch darauf hingewiesen, dass Rohmilch und Vorzugsmilch, weil sie nicht erhitzt wurden, die bessere Eiweißstruktur besitzen. Buttermilch, bei der das Fett entfernt wurde, weist ansonsten die gleichen wertvollen Nährstoffe auf. Das gilt auch für die kalorienarme Molke.

## Paprika (Gewürz)

Das zumeist milde Pulver hilft mit, Mund, Magen und Darm zu desinfizieren, und hat somit einen positiven Einfluss auf die Gesunderhaltung der Darmflora.

## Quitte

Diese Baumfrucht ist nur gekocht genießbar. Sie hat wegen ihres hohen Pektingehalts eine reinigende Wirkung auf den Darm, weil diese Substanz Gär- und Fäulnisstoffe bindet.

## Rettich

Die beliebte Wurzel tonisiert den Darm und fördert eine gesunde Darmflora. Außerdem sagt man ihr eine leichte protektive Wirkung auf die Leber nach. Diese Eigenschaften hängen unter anderem mit dem Gehalt an Mineralsalzen zusammen. Das heißt: Je schärfer der Rettich schmeckt, desto intensiver wirkt er.

## Rosmarin

Das sehr aromatische Würzkraut wirkt im Darm vor allem antibakteriell.

## Rote Bete

Die rote Rübe wirkt allgemein immunsteigernd; deshalb wollten frühere Generationen im Herbst und Winter keinesfalls auf diese Hausmannskost verzichten. Rote Bete fördern die Arbeit der Lymphgefäße, schwemmen Harnsäure aus und beeinflussen verschiedene Stoffwechselvorgänge. Eine besondere immunstimulierende Wirkung misst man auch dem intensiven roten Farbstoff bei. Positive Erfahrungen mit der Gabe von Roten Beten bzw. ihrem Saft liegen auch aus der Zusatztherapie bei Krebs vor.

## Sauerkraut

Pfarrer Kneipp nannte Sauerkraut einst den »besten Förderer der Verdauungsorgane«. Sein Milchsäuregehalt ist wichtig für eine gesunde Darmflora, denn Sauerkraut tötet schädliche Bakterien im Darmtrakt ab. Der Stoffwechsel und die Ausscheidung negativer Stoffwechselendprodukte werden angeregt, die Qualität des Blutes verbessert sich. Durch langes Garen geht viel von dieser Wirkung verloren. Am besten verzehrt man Sauerkraut deshalb roh, wenn man etwas für seine Gesundheit tun will.

## Schrot

Im Allgemeinen verwendet man bei uns hochausgemahlenes weißes Mehl (Type 405), das leider nur noch einen geringen Anteil an wertvollen Mikronährstoffen enthält. Es sind jedoch sinnvollere Sorten erhältlich. Am bekanntesten ist Schrot (Type 1700). Seines hohen Mikronährstoffgehalts wegen sollte man ihn möglichst häufig essen. Verwenden lässt er sich wie jedes andere Mehl.

## Schwarzwurzel

Dieses dem Spargel vergleichbare Wintergemüse beeinflusst den Lymphstrom und die Zellerneuerung günstig.

## Soja

Die Sojabohne und ihre Produkte vermögen generell das Immunsystem zu fördern. Da Soja aus sehr viel wertvollem Eiweiß besteht, hat es vor allem in der vegetarischen Kost als Fleischersatz Bedeutung.

## Spinat

Das grüne Blattgemüse hat einen hohen Wert für die Blutbildung und Blutverbesserung, ähnlich wie Mangold.

## Stachelbeere

Die wohlschmeckende Frucht reinigt nicht nur den Darm, sondern hilft auch mit bei der Blutbildung.

## Teigwaren

Nudeln in jeder Form sind ein überaus beliebtes Lebensmittel. Was allerdings häufig übersehen wird, ist die Tatsache, dass es inzwischen enorm viele Sorten Teigwaren aus Vollkornmehl gibt. Sie sollte man der vielen Mikronährstoffe wegen bevorzugen.

## Thymian

Ähnlich wie Rosmarin hat auch diese hocharomatische Würzpflanze einen desinfizierenden Einfluss auf den Magen-Darm-Trakt sowie die Atem- und die Harnwege.

## Tomate

Es ist noch gar nicht so lange her, dass man die Tomate als besonders wertvolles Lebensmittel erkannt hat. Denn die rote Frucht enthält reichlich Lycopen (auch: Lycopin), ein Carotinoid, das als einer der stärksten Radikalenfänger gilt. Es kann bisweilen sogar bereits vorhandene Zellschäden wieder reparieren. Außerdem neutralisieren Tomaten krebserregende Nitrosamine. Am intensivsten ist nach bisheriger Erkenntnis die Schutzwirkung der Tomate gegen Prostata-, Lungen- und Magenkrebs.

## Vollkorn

Für Vollkorn gilt, was oben von Schrot gesagt wurde. Wegen des erheblich höheren Gehalts an Mikronährstoffen sollte man Vollkornprodukten den Vorzug geben – ohne dass man deswegen natürlich völlig auf Produkte aus weißem Mehl verzichten müsste.

## Weintraube

Auch heute noch machen manche Menschen im Herbst eine Traubenkur: Als einzige Nahrung isst man dann zwei bis drei Tage lang ausschließlich Weintrauben. Das hat seinen guten Grund. Denn Trauben schmecken nicht nur köstlich, sondern reinigen auch den Darm und verbessern die Blutqualität. Und das bekommt dem Immunsystem.

## Zwiebeln

Zuletzt ist noch die Zwiebel als eines unserer gesündesten Lebensmittel hervorzuheben. Es ist einfach erstaunlich, was eine Zwiebel – roh oder mitgegart – alles bewirken kann. Sie enthält Substanzen, die für die Fließfähigkeit des Blutes von Vorteil sind, wodurch der Körper besser mit Sauerstoff versorgt wird. Durch die Herabsetzung einer zu hohen Gerinnungsaktivität des Blutes kann auch die Gefahr einer Thrombose reduziert werden. Im Verdauungstrakt wirkt die Zwiebel stark desinfizierend und antibakteriell, was auch für das Immunsystem wichtig ist. Und schließlich unterstützt die Zwiebel auch noch die Blutbildung.

# Wer rastet, der rostet

Wenn Pferde nur ein paar Tage im Stall stehen und nicht bewegt werden, bekommen sie eine Kolik und brauchen den Tierarzt. Würden die Menschen ähnlich sensibel reagieren, wäre Bewegungsmangel oder gar Bewegungsarmut sicher kein Problem in unserer Gesellschaft. Aber mangelnde Bewegung, selbst über Jahre hinweg, macht sich bei uns eben nicht so deutlich bemerkbar. Es gibt zwar das schöne Sprichwort: »Wer rastet, der rostet« – doch werden diese Zusammenhänge nur allzu gern ignoriert. Schon vorweg sei gesagt: Auch das Immunsystem wird durch zu wenig Bewegung deutlich geschwächt. Es können sogar die verschiedensten Organfunktionen beeinträchtigt werden.

## Schäden durch Bewegungsmangel

Der menschliche Körper ist von Natur aus darauf angelegt, sich zu bewegen und Energie zu verbrauchen. Wäre das nicht so, würde uns schon eine kleine Anstrengung Unmengen an Kraft kosten. Aber in unserem modernen Leben besteht eigentlich kaum noch die Notwendigkeit, sich zu bewegen. Wir sitzen und liegen die meiste Zeit, fast jede Entfernung legen wir bequem mit dem Auto zurück, und im Allgemeinen verrichten wir kaum schwere körperliche Arbeit.

Angenehm ist das sicherlich. Doch der Organismus dankt uns das nicht. Je weniger er beansprucht wird, desto mehr erschlafft, ja verkümmert er: Zu gering ausgebildete Muskeln mindern die Stabilität des Skeletts. Auch ist die Anzahl an feinen Blutgefäßen reduziert, wodurch sich die Durchblutung verringert. Der Lymphstrom wird schlechter. Herz und Lunge verlieren Volumen, die Gefäße werden spröder, der Kreislauf wird geschwächt und der Stoffwechsel aller Organe träger. Es gibt also viele Gründe, warum man die von den Ärzten immer wieder empfohlene ausreichende Bewegung ernst nehmen sollte.

## Fit durch viel Bewegung

An erster Stelle steht eine Kräftigung des Herzens. »Treppensteigen erspart den Gang zum Herzspezialisten«, so drückte es einmal ein amerikanischer Professor etwas lakonisch aus. Durch ein regelmäßiges, wenngleich maßvolles Bewegungstraining wird der Herzmuskel größer und kräftiger und zugleich besser durchblutet. Auch die Blutgefäße erweitern und vermehren sich mitunter sogar. Aufnahme und Transport von Sauerstoff werden optimiert. Der Alterungsprozess schreitet langsamer voran. Und selbst ein zu hoher Blutdruck kann durch Bewegungstraining leicht gesenkt werden.
Zum Thema Sauerstoff gibt es eine höchst aufschlussreiche Aussage: Der Bewegungsfaule atmet pro Minute kaum mehr als circa acht Liter Luft ein, ein Läufer dagegen während des Laufens bis zu 40 Liter. Bewegung wirkt in diesem Fall wie eine Sauerstoffdusche – was natürlich auch für andere Sportarten gilt. Die Lunge erweitert durch regelmäßiges Bewegungstraining generell ihre Kapazität. Und das bedeutet, dass auch die Zellen besser mit Sauerstoff versorgt werden. Der Stoffwechsel aller Organe und verschiedene hormonelle Vorgänge werden angekurbelt. Und selbst die Nerven profitieren von Bewegung, denn auch sie brauchen reichlich Sauerstoff. Selbst den psychischen Effekt regelmäßiger Bewegung sollte man nicht unterschätzen: Wer sich viel bewegt, fühlt sich frischer und freier und wird im wahrsten Sinne des Wortes beweglicher.

## Der Nutzen für das Immunsystem

Bewegung hat nicht nur auf den Kreislauf eine positive Wirkung, sondern auch auf das Lymphsystem. Da Blut und Lymphe nun bekanntlich eine außerordentliche Bedeutung für die körpereigene Abwehr haben, seien die segensreichen Einflüsse von regelmäßiger Bewegung näher dargestellt – wobei unter Bewegung hier grundsätzlich eine regelmäßige Aktivität zu verstehen ist:

- Durch Bewegung werden allgemein alle Zellen besser mit Nährstoffen versorgt.
- Bewegung führt zu einer Vermehrung der weißen Blutkörperchen.
- Bewegung mobilisiert die unspezifische Abwehr, also vor allem die Killer- und Fresszellen.
- Durch Bewegung werden die T-Lymphozyten der spezifischen Abwehr stimuliert.
- Bewegung regt generell die Immunzellen an, so dass sie ihre Abwehraufgaben effektiver ausüben können.
- Bewegung hat durch die Freisetzung des so genannten Glückshormons Endorphin einen positiven Einfluss auf die Psyche, was dann ebenfalls stimulierend auf das Immunsystem wirkt.

## Wie eine »unspezifische Impfung«

Professor Heinz Liesen hat einmal alle diese Effekte in dem Satz zusammengefasst: »Dosiertes körperliches Training ist als unspezifische Impfung zu betrachten.«[15] Ausschlaggebend an dieser Aussage ist allerdings die Betonung von »dosiert«.

Doch davon ist weiter unten noch die Rede. Da die meisten Menschen durch Arbeit kaum je zu körperlichen Anstrengungen gezwungen sind, bleibt meist nur die Anstrengung, die wir uns freiwillig auferlegen. Und das heißt in erster Linie, wenn nicht ausschließlich: Sport. Doch zunächst sei noch auf eine andere Möglichkeit hingewiesen, die man nicht unterschätzen sollte: die Bewegung im Alltag.

## Bewegung im Alltag

Der Alltag bietet eigentlich Unmengen Gelegenheiten, wie man seinen Kreislauf in Schwung bringen kann. Es gilt sie bewusst zu nutzen. Das Beispiel Treppe statt Lift kann man gar nicht oft genug anführen. Erledigen Sie nicht jede kurze Strecke mit dem Auto – mit dem Fahrrad geht es meist sogar schneller. Klagen Sie nicht, wenn der Parkplatz weit abliegt, sondern freuen Sie sich über das Gehtraining. Machen Sie solche Wege zu einem kleinen »Trimmgang«, indem Sie sich etwas rascher fortbewegen. Unterbrechen Sie lange Autofahrten alle paar Stunden, und nutzen Sie die Pause für ein bisschen Gymnastik. Dem Einfallsreichtum ist in dieser Hinsicht keine Grenze gesetzt. Und es kommt stets etwas Gutes dabei heraus.

## Dreimal 45 Minuten pro Woche

Für sportliche Bewegung ist man eigentlich nie zu alt. Sportmediziner haben ermittelt, dass ein sechzigjähriger Mensch durch entsprechendes Bewegungstraining sogar noch einmal die Fitness erlangen kann, die er Jahrzehnte zuvor hatte. Natürlich setzt sportliches Training voraus, dass man gesund ist bzw. dass man kein Leiden hat, das dagegen spricht. Im Zweifelsfall klärt man das durch ein Gespräch mit dem Hausarzt. Er weiß auch, welche Belastung man sich individuell zumuten kann, denn Überbeanspruchung ist nur von Schaden, wie noch darzulegen sein wird. Im Allgemeinen gilt als Faustregel: Dem Immunsystem tun dreimal wöchentlich je 45 Minuten sportliche Betätigung gut.

## Die Grenze der Belastung

Um die Belastungsgrenze zu ermitteln, hat man für gesunde Menschen eine Formel gefunden. Sie wird an der Zahl der Pulsschläge überprüft und lautet: 180 minus Lebensalter = Pulsschläge pro Minute. Bei einem Dreißigjährigen sind das also 150, bei einem Vierzigjährigen 140 Pulsschläge in der Minute. Man betreibt den Bewegungssport also mit der richtigen Intensität, wenn der Pulsschlag nach einer gewissen Zeit diesen Wert erreicht hat; dieses Limit sollte nicht überschritten werden. Anfangs zählt man den Puls tatsächlich, nach einer gewissen Zeit entwickelt sich ein Gespür dafür.

## Sport in Maßen

Apropos Belastung. Sicher ist Ihnen schon aufgefallen, dass ausgerechnet Profisportler, Fußballspieler zum Beispiel, in kurzen Abständen immer wieder an der Ausübung ihres Sportes gehindert sind. Meist sind daran Infektionen wie Grippe, grippale Infekte und ähnliches schuld. Zunächst möchte man da ja eigentlich staunen und fragen: Sport ist doch gesund, wieso trifft es dann ausgerechnet Sportler so häufig? Dafür gibt es eine ganz einfache Erklärung: Sport in Maßen fördert

das Immunsystem, Sport im Übermaß – und das trifft auf Leistungssport und erst recht auf den Hochleistungssport der Profis zu – schwächt das Immunsystem.
Um diesen Sachverhalt besser zu verstehen – und weil man damit auch weitere Einblicke in die Funktion des Immunsystems bekommt –, dazu einige Einzelheiten: Bei einem anstrengenden Training sinkt die Zahl der Gammaglobuline, einer wichtigen Art von Immunglobulinen, stark ab. Allein durch den Schweiß, der mit jeder sportlichen Überlastung unweigerlich in hohem Maße austritt, werden viele Radikalenfänger ausgeschieden, die man eigentlich brauchen würde. Die Radikalenbelastung steigt also erheblich an. Bei Marathonläufern, deren Sport als eine der extremsten Belastungen überhaupt gilt, hat man eine Vielzahl von freien Radikalen nach dem Lauf gezählt. Auch die Zahl der Lymphozyten vermindert sich im Fall einer Überlastung drastisch, ebenso ist die Teilungsfähigkeit der T-Lymphozyten gefährlich reduziert.

## Bitte nicht zu viel Ehrgeiz

Somit ist es keine Übertreibung, wenn man sagt, dass sportliche Überlastung – mögen sich die Leistungssportler auch noch so fit fühlen und ist ihre Fitness noch so bewundernswert – zu einer gravierenden Schwächung des Immunsystems führt. Übertriebener sportlicher Ehrgeiz ist also immer mehr oder minder schädlich. Das gilt aber nicht nur für Leistungssport. Ähnlich können davon auch Wochenendsportler betroffen sein, jene Leute also, die meinen, sie könnten alles, was sie die Woche über versäumt haben, dann an einem Wochenende nachholen. Sie stärken ihr Immunsystem nicht, sondern schwächen es die nächsten zwei oder drei Tage lang.

## Verschiedene Sportarten kombinieren

Es gilt vielmehr, was schon gesagt wurde: Im Durchschnitt sind dreimal 45 Minuten Sport pro Woche, jeweils mit dem Abstand von einem Tag, gerade recht, um das Immunsystem im Gleichgewicht zu halten. Natürlich soll diese Zahl nur eine Orientierungshilfe sein. Und dabei kommt es zudem darauf an, dass die sportliche Betätigung maßvoll ist, also eben nicht nach Leistung oder gar Hochleistung strebt. Es sollte auch nicht nur bei einer Sportart bleiben, eine Kombination ist von Vorteil.
Im Folgenden werden die verschiedenen Sportarten, die man generell empfehlen kann, kurz präsentiert und es wird auch gesagt, wie man sie am sinnvollsten ausübt.

## Laufen und Jogging

Vor allem über das Joggen hört man viele kritische Töne. Sie treffen allerdings nur dann zu, wenn das Lauftraining nicht mit der Leistungsfähigkeit in Einklang steht. Die verzerrten Gesichter so mancher Jogger sind das beste Beispiel, wie man es nicht machen sollte. Gerade für Jogging oder Laufen gilt der Grundsatz: Nicht der Wille nach mehr Leistung, sondern nach mehr Gesundheit ist relevant. Dieses Prinzip vorausgesetzt, hat Laufen eine ganze Reihe von schätzenswerten Auswirkungen auch auf die Immunstabilität.
Jogging sollte, um diesen positiven Effekt zu entfalten, eher wie ein gemütliches Traben sein. Anders gesagt: Laufen Sie so lange oder so schnell, dass Sie sich dabei immer noch unterhalten könnten. Kommen Sie also nie außer Atem. Und hören Sie auf, sobald dieser Zustand erreicht ist. Wenn Sie noch ungeübt sind, beginnen Sie langsam und steigern Sie sich nur ganz allmählich. Ein Vorschlag:

- Beginnen Sie mit flottem Spazierengehen, und trainieren Sie so lange, bis Sie circa 30 bis 40 Minuten in zügiger Gangart mühelos schaffen.
- Trainieren Sie Minutenlauf: Ein bis zwei Minuten laufen, dann genauso lang gehen, und das abwechselnd.
- Trainieren Sie den Trimmtrab: Laufen Sie gemütlich, anfangs fünf, später zehn Minuten, eventuell mit kurzen Gehpausen. Das darf ruhig mehrere Wochen dauern. Erst wenn Sie genügend trainiert sind, können Sie zum Dauerlauf übergehen.

## Gehen und Wandern

Der Nutzeffekt von Gehen und Wandern ist mit Abstrichen der gleiche wie beim Laufen. Allerdings sollte das Gehen – auch *Walking* genannt – schon flott sein, das heißt mit einer Geschwindigkeit von etwa fünf Stundenkilometern. Natürlich hat auch ein gemütlicher Spaziergang seinen Wert, allerdings im Sinn von Entspannung. Wandern Sie so oft wie möglich, es ist sogar ein sehr guter Einstieg in sportliche Aktivitäten. Der Nutzen liegt beim Wandern in der leichten Dauerbelastung. Anfangs mit den Kräften hauszuhalten und nicht zu zügig loszumarschieren, ist sinnvoll. Gut für die Psyche ist beim Wandern auch das Naturerlebnis.

## Radfahren

Beim Radfahren nimmt man fünf- bis siebenmal so viel Luft auf wie im Sitzen. Der Körper wird also mit Sauerstoff regelrecht vollgepumpt, ohne dass man dabei außer Atem gerät. Und weil der Sattel den Körper trägt, ist Radfahren auch für ältere Menschen und Übergewichtige sehr zu empfehlen. Das Training sollte man gezielt aufbauen. Zwanzig Stundenkilometer sind bereits ein sehr gutes Tempo. Wenn Radfahren die einzige sportliche Betätigung darstellt, sollte man wöchentlich dreimal circa 30 Kilometer zurücklegen.

## Schwimmen

Schwimmen ist eine der gesündesten und zugleich angenehmsten Bewegungsarten überhaupt. Weil das Körpergewicht durch den Wasserauftrieb nahezu aufgehoben wird, werden Gelenke und Bänder geschont. Schwimmen ist deshalb auch für ältere Menschen und Übergewichtige besonders empfehlenswert. Wertvoll ist auch, dass dabei das Bindegewebe massiert wird. Bei Wirbelsäulenproblemen ist Brustschwimmen meist schädlich, da ist dann Kraulen oder Rückenschwimmen eher von Vorteil. Dauer und Intensität richten sich nach der Leistungsfähigkeit. Fangen Sie langsam und gleichmäßig an. Legen Sie als noch Ungeübter nach ein paar Bahnen eine kleine Pause ein. Es ist unnötig, das Tempo zu forcieren. Nur die Strecke sollte allmählich länger werden.

## Skilanglauf

Der Skilanglauf ist eigentlich nichts anderes als eine spezielle Art des Gehens oder Laufens. Er ist in jeder Altersstufe unschwer zu praktizieren und von Vorteil ist, dass man rasch ein Erfolgserlebnis hat. Schwierigkeiten treten schon nach wenigen Übungsstunden nicht mehr auf. Beginnen Sie mit einer relativ kurzen Loipe, die Ihrer Leistungsfähigkeit angemessen ist, und verlängern Sie dann die Dauer allmählich.

## Alpiner Skilauf

Auch dem alpinen Skilauf kommt als sportliche Aktivität und für das Immunsystem eine gewisse Bedeutung zu. Die Verletzungsgefahr ist allerdings verhältnismäßig hoch, und alpines Skilaufen setzt auch eine längere Übungsphase voraus, bis man es zur Meisterschaft bringt. Der Nutzen für das Immunsystem kann sich in größerer Höhe und durch Kälte etwas verringern.

## Tennis

Sportmediziner loben an Tennis, dass die Kreislaufbelastung ständig durch kleine Intervalle unterbrochen wird. Für das Immunsystem genügt insgesamt eine Stunde. Da die Belastung relativ einseitig ist, sollte man zum Ausgleich eine zweite Fitnesssportart hinzunehmen.

## Golf

Bei Golf besteht die Gefahr, dass man sich leicht etwas unterfordert. Um die nötige maßvolle Anstrengung zu erzielen, sollte man beim Golfspielen ruhig ein bisschen ins Schwitzen geraten. Hoch einzuschätzen ist die Tatsache, dass man beim Golfen verhältnismäßig leicht Entspannung und Ausgeglichenheit findet.

## Gymnastik

Gymnastik gehört immer dazu. Eigentlich sollte kein Tag vergehen, an dem man nicht ein paar gymnastische Übungen macht – sie lassen sich unschwer in den Tagesablauf einbauen. Allerdings würde das nicht ausreichen, um die notwendige Belastung zu erzielen. Vielleicht sind Sie am Anfang ja ein bisschen steif. Doch werden Sie, wenn Sie durchhalten, von Woche zu Woche bemerken, wie Ihre Gelenke geschmeidiger werden. Lassen Sie sich ruhig Zeit: Gymnastik soll nicht wehtun, man soll Freude an der Bewegung haben, keine Schmerzen durch Überdehnung. Lassen Sie sich notfalls in einem Fitnessstudio einige gute Übungen zeigen. Auf eine sei besonders hingewiesen: Laufen im Stand, wobei die Beine gut hochgehoben werden müssen. Die Übung ist besonders zu empfehlen, wenn man wegen des Wetters nicht im Freien laufen will.

## Tanzen

Auch Tanz ist eine Bewegung, die Atmung, Kreislauf und Herztätigkeit in Schwung bringt. Zugleich vermittelt er Lebensfreude und soziale Kontakte. Ob Diskofox, heiße lateinamerikanische Rhythmen oder Bauchtanz, Hauptsache, es macht Spaß. In diesem Sinn kann man im Übrigen mit gleichem Nutzen auch allein für sich tanzen, indem man sich einfach der flotten Musik hingibt.

## Ein Wort zum Schluss

Noch einmal sei es betont: Sportliche Bewegung hat sehr positive Auswirkungen auf das Immunsystem – aber nur dann, wenn sie der individuellen Belastbarkeit angepasst ist. Und noch etwas gilt es zu beachten: Die meisten sportlichen Übungen absolviert man naturgemäß im Freien. Suchen Sie sich nach Möglichkeit Örtlichkeiten aus, die weniger schadstoffbelastet – vorwiegend durch den Verkehr – sind. Und natürlich macht Sport im Freien mehr Spaß, wenn die Sonne scheint. Aber starke oder sogar extreme Sonneneinstrahlung kann ebenfalls zu einer gewissen Beeinträchtigung des Immunsystems führen und mit zur Entstehung von oxidativem Stress beitragen, wodurch die Zahl der freien Radikale ansteigt. Am besten schützt man sich davor durch die entsprechende Kleidung – oder man meidet die Zeiten mit starker Sonneneinstrahlung ganz. Näheres über die Wirkung von Sonnenlicht lesen Sie im Kapitel über die Entspannung (siehe Seite 205ff.).

# Wasser – Naturheilmittel pur

Es wird die Geschichte erzählt, dass der Landwirt Vinzenz Prießnitz einst um 1820 ein waidwund geschossenes Reh beobachtete, wie es mehrmals in einer Quelle im Wald badete, bis der verletzte Hinterlauf wieder geheilt war. Prießnitz nahm dies zum Anlass, die Anwendung von kaltem Wasser zu Heilzwecken auch beim Menschen auszuprobieren. Er hatte damit so viel Erfolg, dass er bald im Ruf eines »Wasserdoktors« stand – und im Übrigen auch der Quacksalberei beschuldigt wurde. Dennoch ist der feucht-kalte Prießnitz-Umschlag bis heute Bestandteil naturheilkundlicher Therapien.

## Pfarrer Kneipps Wasserheilkunde

In Wirklichkeit ist die Anwendung von Wasser zu Heilzwecken noch viel älter; wahrscheinlich haben Menschen verschiedenster Kulturen das Wissen um die Heilkraft des Wassers seit jeher genutzt. So richtig bekannt bei uns aber wurde die Wasserheilkunde oder Hydrotherapie erst durch den Pfarrer Sebastian Kneipp aus Wörishofen. 1886 stellte er sie in seinem Buch »Meine Wasserkur« dar.[16] Einer seiner Kernsätze lautete: »Ist das Wasser für den gesunden Menschen ein vorzügliches Mittel, seine Gesundheit und Kraft zu erhalten, so ist es auch in der Krankheit das erste Heilmittel; es ist das natürlichste, einfachste, wohlfeilste und, wenn recht angewendet, das sicherste Mittel.« So ausschließlich sehen wir das heute zwar nicht mehr. Dafür aber wurden die Indikationen und Techniken verfeinert, und Wasseranwendungen gehören längst zum Repertoire nicht nur der Naturheilkunde, sondern auch der klassischen Medizin.

## Die Reiztherapie

Die Anwendungsformen sind vielfältig. Bei allen handelt es sich um eine so genannte Reiztherapie; das bedeutet, dass durch Reize Organreaktionen als therapeutischer Effekt provoziert werden. Der jeweilige Reiz wirkt zunächst direkt auf die Haut und ihre Gefäße und setzt sich dann auf die inneren Organe fort. Dabei kann es sich um milde Reize – zum Beispiel bei Waschungen –, mittelstarke Reize bei Sitzbädern oder auch noch stärkere Reize, nämlich bei Güssen, handeln. Zusammenfassend werden folgende Wirkungen erzielt:

- Verbesserung der Durchblutung.
- Erhöhung des Grundumsatzes beim Stoffwechsel.
- Förderung der Ausscheidung von Stoffwechselabbauprodukten.
- Regulierung des vegetativen Nervensystems.
- Günstiger Einfluss auf die Drüsentätigkeit und den Hormonstoffwechsel.
- Bessere Versorgung der Gewebe.
- Anregung der Lymphzirkulation.
- Allgemeine Stimulation des Immunsystems.
- Vermehrung der Lymphozyten.
- Bessere Widerstandsfähigkeit gegen Infekte.

## Was bei den Anwendungen zu beachten ist

Die einzelnen Anwendungen werden im Folgenden beschrieben. Wichtig ist bei allen: Nach der Anwendung sollte man sich nicht abtrocknen, sondern das Wasser nur mit den Händen abstreifen. Die Wirkung ist dann noch nachhaltiger. Nach der Anwendung ist es empfehlenswert, für ausreichend Erwärmung zu sorgen.

Wenn in diesem Zusammenhang von kalt die Rede ist, ist damit nicht unbedingt Leitungstemperatur gemeint. Für empfindlichere Menschen genügt bei den ersten Malen Wasser mit einer Temperatur von etwa zwölf bis maximal achtzehn Grad, bis sie sich an den Kaltreiz gewöhnt haben. Noch wirksamer ist es, wenn man die Anwendung in einer bestimmten Reihenfolge vollzieht. Diese Anwendungsfolge ist dann: Rechtes Bein außen – rechtes Bein innen – linkes Bein außen – linkes Bein innen – rechte Arm – linker Arm – Gesäß – Bauch – Brust – Rücken.

Alle Anwendungen lassen sich unschwer zu Hause in der Badewanne oder Dusche durchführen. Statt eines Schlauches für Güsse kann man einfach den Duschkopf abschrauben oder die Brause auf stark stellen. Der Raum sollte etwas erwärmt sein.

## Waschungen

Waschungen sind eine sehr milde Art der Wasseranwendung; meist gewöhnt man sich recht schnell an das kalte Wasser. Eine besonders günstige Zeit ist gleich morgens nach dem Aufstehen. Waschungen praktiziert man in drei Varianten: als Ganzkörper-, Oberkörper- und Unterkörperwaschung. Die Ganzkörperwaschung wirkt allgemein erfrischend, anregend und abhärtend. Sie wird mit einem Waschhandschuh oder Schwamm ausgeführt, den man immer wieder in kaltes Wasser taucht. Solche Waschungen dienen nicht der Reinigung, man macht sie also ohne Seife. Die Hand wird mit einem leichten Druck geführt. Anwendungsfolge, wie oben beschrieben. Die kalte Unterkörperwaschung ist abends eine gute Einschlafhilfe. Eine Ganzwaschung dauert nur an die zwei Minuten.

## Güsse

Kneipp bezeichnete Güsse mit kaltem Wasser als die wichtigste Form seiner Therapie. Sie haben eine erheblich intensivere Reizwirkung als Waschungen. Das Wort »Guss« darf nicht missverstanden werden; gemeint ist ein Wasserstrahl aus Schlauch oder Brause, der über die zu behandelnden Partien geführt wird. Bei Güssen spielt auch der Wasserdruck eine gewisse Rolle im Sinn der Reizwirkung. Der Strahl hat den richtigen Druck, wenn er bei senkrecht nach oben gerichtetem Schlauch etwa zehn Zentimeter aufsteigt. Auch für Güsse gilt die besagte Anwendungsfolge (siehe oben). Die Güsse im Einzelnen:

### *Armguss*

Der Armguss lässt sich am einfachsten ausführen, wenn man sich über den Badewannenrand beugt. Abfolge: Zuerst rechter, dann linker Arm, jeweils einige Sekunden lang. Die Wirkung ist besonders gut bei chronisch kalten Händen, Muskelkrämpfen (Schreibkrampf), Kopfschmerzen, Benommenheit durch zu hohen Blutandrang und nervösen Herzbeschwerden.
Eine Alternative ist der Wechselarmguss, bei dem man zuerst warmes, dann kaltes Wasser anwendet, ebenfalls jeweils einige Sekunden am rechten und dann linken Arm. Diese Variante regt den Blutkreislauf im Oberkörper an und ist auch bei Beklemmungsgefühlen in der Herzgegend angezeigt.

### *Knieguss*

Beim Knieguss wird der Wasserstrahl jeweils von den Zehen bis etwa zehn Zentimeter über die Knie geführt, zuerst am rechten, dann am linken Bein. Zunächst ziehen sich die Gefä-

ße im Unterschenkel zusammen, danach reagieren sie mit einer Erweiterung.
Der Wechselknieguss (dreißig Sekunden warm, dann zehn Sekunden kalt, zwei Wiederholungen) ist eine gute Einschlafhilfe, denn er hat eine beruhigende Wirkung; außerdem eignet er sich bei unruhigen Beinen (»restless legs«).

### *Schenkelguss*

Der Schenkelguss ist praktisch ein verlängerter Knieguss; der Wasserstrahl wird dabei von den Zehen bis zum Gesäß geführt. Die Gesäßhälften sollten jeweils einige Sekunden begossen werden, so dass sich auf der Rückseite bis nach unten ein Wassermantel bildet. Dauer für beide Beine je circa fünfzehn Sekunden. Er ist ebenfalls – kalt oder zuerst warm, dann kalt – eine gute Schlafhilfe.

### *Vollguss*

Der Vollgus oder Ganzkörperguss ist der wirkungsvollste aller Güsse und übt kalt einen starken Reiz aus. Bei der Strahlführung sollte man sich an die präzise Anwendungsfolge (siehe oben) halten. Zumindest für den Rücken braucht man einen Helfer. Neben dem kalten Vollguss, der nicht länger als eineinhalb oder zwei Minuten dauern sollte, gibt es auch den Wechselvollguss (60 Sekunden warm, 20 Sekunden kalt, zwei Wiederholungen). Der Vollguss forciert den Stoffwechsel und bewirkt eine Umstimmung der vegetativen Reaktionslage. Der Wechselvollguss wirkt beruhigend und anregend zugleich und härtet insgesamt ab.

### *Wechseldusche*

Die Wechseldusche ist eine häufig praktizierte Abwandlung des Wechselvollgusses. Ihre Wirkung ist vergleichbar. Man sollte sich so warm wie möglich duschen und am Schluss kurz kalt. Auch die Reinigung unter der Dusche lässt sich mit einem kurzen Kaltguss abschließen.

## Bäder

Bäder finden in der Wasserheilkunde eine überaus breite Anwendung. Die übliche Wanne genügt in aller Regel. Sitzbäder kann man ebenfalls in der normalen Wanne machen, eine Sitzbadewanne ist besser. Fußbäder lassen sich in einem kleinen Bottich, im Eimer oder am Badewannenrand improvisieren. Für Armbäder eignet sich ein ausreichend großes Waschbecken. Man unterscheidet kalte bzw. kühle, warme (32 bis 38 Grad) und heiße (nicht über 41 Grad) Bäder. Hinzu kommen noch das temperaturansteigende Bad (Beginn bei circa 33 bis 34 Grad, langsamer Anstieg bis auf etwa 40 Grad) und das Wechselbad (zuerst warm, dann kurz kalt oder kühl). Ein Pluspunkt aller warmen Bäder ist, dass auch noch die Badezusätze ihre volle Wirkung entfalten. Nun die Bäder im Einzelnen:

### *Armbad*

Beim kalten Armbad soll das Wasser bis zur Mitte der Oberarme reichen. Es wirkt beruhigend, gleichzeitig aber auch erfrischend und leicht abhärtend. Es regt den Kreislauf an und kann bei einem nervösen Herzen helfen. Als Dauer sind etwa fünfzehn bis zwanzig Sekunden angeraten.

### *Fußbad*

Beim Fußbad soll das Wasser bis über die Knie reichen. Es fördert den Schlaf, wirkt beruhigend und ableitend. Die Dauer des kalten Fußbades beträgt ungefähr zwanzig bis dreißig Sekunden.
Für das Wechselfußbad braucht man zwei Fußbadewannen (oder Eimer), eine mit achtzehn bis zwanzig Grad und eine mit circa 37 Grad. Zweimal je fünf Minuten warm und je zwanzig Sekunden kalt sind als Dauer sinnvoll. Diese Anwendung fördert den Schlaf, die Durchblutung bei chronisch kalten Füßen und lindert Schmerzen in den Kniegelenken.
Ähnliche Effekte zeigt das ansteigende Fußbad, bei dem die Wassertemperatur durch langsames Hinzufügen von warmem Wasser von etwa 34 bis auf 40 Grad erhöht wird. In Sanitätshäusern gibt es spezielle Geräte, die automatisch für diesen allmählichen Temperaturanstieg sorgen. Die Dauer liegt bei fünfzehn Minuten. Das ansteigende Bad hat eine ähnliche Wirkung wie das Wechselfußbad und kann eine beginnende Erkältung günstig beeinflussen. Ableitend hilft es bei Migräne.

### *Sitzbad*

Das Sitzbad führt man am besten in einer extra Sitzbadewanne durch, in der nur der untere Teil des Körpers mit Wasser bedeckt ist, die Beine aber herausragen. Mit einigem Geschick kann man diese Haltung auch in einer normalen Badewanne einnehmen; dabei darf das Wasser allenfalls bis zum Nabel reichen, die Beine sollten ebenfalls nicht im Wasser sein. Vorschlag: Man lege einfach ein Brett über die Badewanne. Das kalte Sitzbad sollte umso kürzer ausfallen, je kälter das Wasser ist, also nur wenige Sekunden. Es wirkt abhärtend und sorgt für eine bessere Durchblutung des Bauchraums.

*Vollbad*

Das warme Vollbad hat eine allgemein entspannende und beruhigende Wirkung. Über 40 bis 41 Grad sollte die Temperatur nicht betragen, die Dauer nicht viel länger als 20 Minuten sein. Seinen gesundheitlichen Wert gewinnt das Vollbad durch Badezusätze: Heublumen wirken allgemein kräftigend, Fichtennadeln und Baldrian beruhigend und nervenstärkend, Rosmarin anregend auf den Kreislauf, Eukalyptus bei beginnenden Infekten, Kastanie bei Durchblutungsstörungen, Melisse bei Schlafstörungen und Nervosität.

## Wassertreten

Wassertreten könnte man als eine spezielle Art des kalten Fußbades bezeichnen. Das kalte Wasser sollte etwa eine Handbreit unter die Knie reichen. Man kann diese Anwendung zu Hause in der Badewanne praktizieren, aber auch in jedem sauberen Gewässer im Freien. Beim Wassertreten werden die Beine abwechselnd kurz aus dem Wasser gehoben – im Storchengang. Als Dauer sind bis zu sechzig Sekunden günstig, ist das Wasser sehr kalt, entsprechend weniger, denn auch fünfzehn bis zwanzig Sekunden zeigen schon Wirkung. Anschließend trocknet man sich nicht ab, sondern sorgt durch Wollstrümpfe für Erwärmung. Wassertreten härtet ab und ist somit vor allem bei Neigung zu Infekten von Vorteil, es wirkt ableitend bei Kopfschmerzen und hilft bei Wetterfühligkeit, außerdem erfrischt es und stabilisiert die Venen der Unterschenkel.

Vergleichbar sind Tautreten und Schneegehen. Beim Tautreten geht man morgens möglichst früh mit nackten Füßen circa fünf Minuten durch das vom Tau feuchte Gras. Auch bei dieser Variante werden die Beine abwechselnd wie beim Storchengang hochgehoben. Schneegehen bedeutet: Man geht barfuß mit gut durchwärmten Füßen einige Sekunden lang durch den Schnee. Danach zieht man Socken und Strümpfe an und läuft einige Minuten in raschem Tempo hin und her. Beide Maßnahmen regen Kreislauf und Stoffwechsel an und wirken abhärtend.

## Wickel

Wickel an Brust, Waden, Lenden oder Hals legt man bei verschiedenen Erkrankungen an: Zuunterst ein in kaltes Wasser getauchtes Tuch, darüber ein trockenes Tuch und eine Wolldecke. Wickel zeigen meist überraschend gute Wirkung und können Medikamente ersetzen, zum Beispiel Antibiotika bei Erkältungen. Und das ist natürlich überaus sinnvoll, weil Antibiotika das Immunsystem schädigen.

## Sauna

Saunen wird häufig als eine Methode, Gewicht zu reduzieren, missverstanden. Alles, was man dabei verliert, ist aber Schweiß bzw. Wasser. Die vermeintlich verlorenen Pfunde sind gleich wieder da, weil der Körper danach wieder Flüssigkeit speichert. In Wirklichkeit ist Saunabaden eine hervorragende Möglichkeit, richtig zu schwitzen, dadurch den Organismus zu entlasten und dem Immunsystem einen Kick zu geben. (Über den Schweiß und seine Wirkungen siehe Seite 185f.)

Saunen steigert das Immunsystem vor allem bei einer Neigung zu Infekten. Es hilft bei Muskelverspannungen und lockert die Muskeln nach sportlicher Betätigung. Allgemein härtet es ab und fördert den Stoffwechsel. Bei manchen Krankheitsbildern wie Herzproblemen ist der Gang in die Sauna allerdings verboten. Deshalb sollte man vorher mit dem Hausarzt Rücksprache halten. So gesund ein Saunabad sein kann, so sehr hängt es auch davon ab, dass man es richtig macht. Die Regeln:

- Gehen Sie nie nach einer Mahlzeit in die Sauna; Sie sollten wenigstens ein bis zwei Stunden warten.
- Saunieren Sie nicht, wenn Sie frösteln.
- Wärmen Sie zuvor Ihre Füße gut an, eventuell durch ein heißes Fußbad.
- Wenn Sie vorher noch zum Zweck der Reinigung baden oder duschen, trocknen Sie sich gut ab, weil Sie dann stärker schwitzen.
- Beginnen Sie auf der untersten Stufe; hier ist die Belastung am geringsten.
- Ein Durchgang sollte nicht länger als zehn Minuten dauern.
- Bei einem niedrigen Blutdruck ist Liegen besser als Sitzen.
- Günstig für den Kreislauf ist es, wenn man in den letzten zwei Minuten des Durchgangs in der Sauna sitzt.
- Machen Sie nicht mehr als zwei Durchgänge, sie genügen völlig.
- Verlassen Sie die Sauna sofort, wenn Sie sich unwohl fühlen.
- Nach dem starken Wärmereiz ist unbedingt sofortige Abkühlung nötig: Gehen Sie deshalb ein bis zwei Minuten an die frische Luft, duschen Sie danach kalt, machen Sie einen kalten Guss, reiben Sie sich mit Schnee ab oder benutzen Sie das kalte Tauchbecken.
- Legen Sie zwischen zwei Durchgängen eine kleine Ruhepause im Liegen ein.

- Ruhen Sie gleich nach dem Saunieren noch dreißig bis sechzig Minuten; so kann der Organismus die Wärme- und Kältereize erst richtig verarbeiten.
- Gleichen Sie nach der Sauna den Flüssigkeitsverlust wieder aus, am besten durch Mineralwasser oder verdünnte Fruchtsäfte. Bier eignet sich nicht.

## Entgiftung durch Schwitzen

Schwitzen wird meist als lästig empfunden, starke Schweißausbrüche allemal. Dennoch ist Schwitzen eine lebensnotwendige Reaktion des Körpers. Denn mit dem Schweiß werden zahlreiche Stoffwechselgifte ausgeschieden, die ansonsten das Immunsystem strapazieren würden. Als man einmal versuchsweise einem Kaninchen menschlichen Schweiß einimpfte, starb es daran. Die Haut fungiert somit als Ausscheidungsorgan. Mit dem Schweiß reinigt sich der Körper: Bakterien, Bakteriengifte und manche toxische Rückstände von Arzneimitteln werden so aus dem Organismus entfernt. Schwitzen bedeutet also eine regelmäßige Entgiftung.

Ein Teil des Schweißes verlässt den Körper unmerklich, das heißt: Man schwitzt so leicht, dass man es gar nicht fühlt. Dieser Schweiß genügt allerdings nicht. Bisweilen ist es wichtig, wirklich deutlich zu schwitzen: durch körperliche Anstrengung nämlich. Schweißausbrüche durch Überlastung sollten durch Sport allerdings keinesfalls verursacht werden. Eine Alternative ist, das Schwitzen bewusst herbeizuführen. Die Sauna bietet die intensivste Möglichkeit, schweißtreibende Tees sind eine andere. Und gezielt wirkt auch eine regelrechte Schwitzkur.

## Schwitzkur

Sie geht so: Man nimmt ein gut warmes Vollbad (circa vierzig Grad) und gibt so viel Badezusatz ins Wasser, dass der Körper bis an den Hals mit Schaum bedeckt ist. Hier fängt man in der Regel schon an zu schwitzen. Nach fünfzehn bis zwanzig Minuten trocknet man sich ab, zieht Nachtwäsche an und legt sich zu Bett. Eine warme Decke reicht bis an den Hals herauf. Zu Beginn dieser Bettruhe trinkt man ein bis zwei Tassen heißen, schweißtreibenden Tee und ruht dann mindestens eine Stunde. Danach wäscht man sich am ganzen Körper kühl ab. Eine solche Schwitzkur sollte man öfter einplanen. Sie ist besonders in Zeiten erhöhter Infektionsgefahr angezeigt. Und macht man sie rechtzeitig, lässt sich so manche Erkältung überhaupt verhindern oder sie fällt zumindest erheblich leichter aus.

## Bürstenmassage

Zu erwähnen ist noch die Bürstenmassage, die sich mit einem warmen Vollbad verbinden lässt – allerdings nicht gerade zur Einleitung einer Schwitzkur. Der Körper sollte gut bis zur Brust mit Wasser bedeckt sein. Unter Wasser reibt man mit einem rauen Waschlappen oder einer Handbürste zuerst die Beine, dann Arme, Brust und Rücken jeweils so lange, bis eine leichte Hautrötung eintritt. Es wird auf diese Weise das Hormon Histamin freigesetzt, das die kleinen und kleinsten Blutgefäße erweitert und die Drüsensekretion steigert. Auch die Bürstenmassage dient der Giftausscheidung über die Haut und fördert abends den Schlaf.

## Trockenbürstenmassage

Die Trockenbürstenmassage wird ebenfalls mit einer Handbürste bzw. Stielbürste für den Rücken ausgeführt, aber eben ohne Wasser. Man geht folgendermaßen vor: Zuerst streicht man über Beine und Arme mehrmals kräftig in Richtung Herz, dann macht man mehrere Kreisbewegungen auf dem Bauch und fährt anschließend auf der Brust und auf dem Rücken mehrmals kräftig von innen nach außen. Die trockene Bürstenmassage fördert sehr stark die Durchblutung der Haut und des darunter liegenden Gewebes. Durch die Reizung der Nervenenden wird gleichzeitig das vegetative Nervensystem positiv beeinflusst. Sie ist ein gutes Mittel zur Abhärtung, zur Kräftigung und – je nach vegetativer Ausgangslage – zur Beruhigung oder auch Anregung. Ein günstiger Zeitpunkt ist morgens nach dem Aufstehen, möglichst bei geöffnetem Fenster. Diese Art der Massage sollte allerdings nicht ständig angewendet werden, denn erst nach ein paar Tagen Pause reagiert der Organismus wieder stärker auf den Reiz.

# Vitalität durch richtiges Atmen

Atmen vollzieht sich so selbstverständlich, nichts vermag den Atmungsreflex zu unterdrücken. Wir führen uns das Lebenselement Sauerstoff zu und geben Kohlendioxid und gasförmige Stoffwechselendprodukte wieder ab. Und alles ist in Ordnung. Aber ist es das wirklich? Dr. J. Parow, ein namhafter Atemtherapeut, schrieb schon vor einiger Zeit: »Atemfehler und Atemschwäche sind heutzutage ebenso häufig wie z.B. Fußdeformierungen und Rückenverkrümmungen; sie machen sich nur nicht so schnell bemerkbar.«[17]

## Viele atmen unzureichend oder falsch

Tatsächlich atmen ungewöhnlich viele Menschen unzureichend oder falsch. Den meisten ist das allerdings gar nicht bewusst. Nur wer ein Leiden hat, das mit Atembeschwerden verbunden ist – vor allem der Asthmatiker –, spürt bis hin zur Todesangst, wie sehr eine Mangelatmung geradezu am Lebensnerv zehrt. Bei regelmäßiger ungenügender Atmung wird ja nicht nur die Sauerstoffzufuhr geringer. Unter einer Mangelatmung leiden auch Vitalität und Mobilität, auch das Lebensgefühl wird negativ beeinflusst, depressive Stimmungen treten schneller auf – die Atmung ist bei Depressionen ohnehin deutlich schlechter –, und nicht zuletzt wird auch das Immunsystem geschwächt.

## Die Folgen von Kümmeratmung

Sehr viele Erwachsene atmen vor allem zu flach. Das ist eine Gewohnheit, die sich meist im Lauf von vielen Jahren eingeschlichen hat. Bei manchen Menschen muss man gar von einer Kümmeratmung sprechen. Sie führen sich immer nur ein Existenzminimum an Luft zu, ohne sich dessen bewusst zu sein. Das wirkt sich unter anderem ungut auf die Säureverhältnisse im Blut aus, auf den Mineralstoffwechsel sowie auf den Spannungszustand in der Muskulatur. Und: Wer so schlecht atmet, setzt auch Krankheiten weniger Widerstand entgegen.

Neben einer zu oberflächlichen Atmung tritt ein anderes Fehlverhalten häufig auf: Man atmet zwar relativ tief ein, aber nicht tief genug wieder aus. Dieses Phänomen ist zum Beispiel bei ängstlichen Menschen zu beobachten. Tiefes Ausatmen ist jedoch genauso wichtig wie tiefes Einatmen. Denn nur so wird das Kohlendioxid gründlich genug ausgeschieden.

## Wie atmen Sie?

Wie gut oder wie schlecht Sie atmen, können Sie annähernd selbst überprüfen. Stellen Sie sich nackt vor einen großen Spiegel, nehmen Sie eine entspannte Haltung ein und ziehen Sie auf keinen Fall den Bauch ein. Atmen Sie nun so, wie Sie im Zustand der Ruhe, also ohne erhöhten Puls, normalerweise atmen. Beobachten Sie sich dabei: Wenn sich Ihr Brustkorb nur schwach hebt und senkt, der Bauch aber völlig bewegungslos bleibt, atmen Sie auf alle Fälle falsch.

## Rhythmisch und gleichmäßig

Was aber bedeutet richtiges Atmen? Man kann es pauschal auf einen Nenner bringen: tief, rhythmisch und gleichmäßig. Ein- und Ausatmen folgen einander wie ein gleichmäßiges Schwingen. Beteiligt daran ist immer der ganze Rumpf; es sollen sich also nicht nur die Rippen beim Einatmen heben und beim Ausatmen senken, sondern auch der Bauch und sogar die Flanken. Gute Atmung besteht also in Ruhe aus Brustatmung, Bauchatmung und Flankenatmung. Im Liegen überwiegt die Brustatmung, im Stehen die Flanken- und Bauchatmung.

## Was gute Atmung bewirkt

Sagen Sie nun nicht: Wie soll ich das denn genau in die Tat umsetzen? Es genügt, wenn Sie sich eine schlechte Atmung bewusst machen und daraus die Bereitschaft entwickeln, künftig besser zu atmen. Denn es lässt sich unschwer lernen. Doch zunächst seien die wichtigsten Auswirkungen einer guten Atmung hervorgehoben: Alle Organe arbeiten besser und leichter, weil sie gut mit Sauerstoff versorgt werden. Die Vitalität nimmt zu, man fühlt sich frischer und freier. Die Psyche neigt zu eher angenehmen Gefühlen. Das Immunsystem wird weniger beansprucht, da die Abwehr besser funktioniert. Die Widerstandskraft gegen Krankheiten nimmt generell zu.

## Alles durchdringende Lebenskraft

Das haben übrigens schon die alten Griechen gewusst. Sie nannten den Atem *Pneuma,* was so viel bedeutet wie Hauch oder Wind. Und dieses Pneuma war für sie die alles durchdringende Lebenskraft, die für die Harmonie von Körper, Geist und Seele sorgte. Für die alten chinesischen Ärzte war der Atem das *Qi* (sprich: Tschi), das zugleich auch Lebensenergie bedeutet; sie entwickelten eine eigene Atemtherapie und Atemgymnastik. Auch die indischen Yogis maßen der Atmung schon eine enorme Bedeutung bei; Yoga (siehe Seite 218) wird heute auch bei uns von nicht wenigen Menschen praktiziert, und ein ganz wichtiger Bestandteil dabei ist die Yoga-Atmung. Die verschiedenen Techniken der Yogis machen im Übrigen deutlich, wie intensiv man mit entsprechender Atmung das leibliche und seelische Wohl beeinflussen kann, beispielsweise durch Entlastung des Herzens, Beruhigung des Nervensystems, Abhärtung der Atemwege und eben auch durch die Steigerung der Immunität.

## Versuchen Sie es mit Atemgymnastik

Aber auch bei uns in der westlichen Zivilisation gibt es ja die Atemtherapie, die bei verschiedenen Leiden wie zum Beispiel bei psychovegetativen Spannungs- und Erschöpfungszuständen hilfreich sein kann. Und vor allem: Es besteht überall die Möglichkeit, Atemgymnastik zu erlernen. Wenn Sie mit Ihrer Atmung also nicht zufrieden sind oder Sie einfach Ihrem Immunsystem etwas Gutes tun wollen, bieten einige einfache Übungen eine gute Hilfe. Hier vier leicht zu praktizierende Vorschläge:

- Entspannt hinsetzen, Arme senkrecht in die Höhe strecken, tief einatmen, Luft anhalten. Oberkörper weit nach rechts beugen, linken Arm über den Kopf heben und mit den Fingern das rechte Ohr berühren. Dann tief ausatmen, dabei mit dem Oberkörper leicht pendeln. Anschließend die gleiche Übung nach links machen (fünfzehn Wiederholungen).
- Auf die Zehen stellen, Arme nach oben strecken, einatmen. Dann den Oberkörper nach vorn sinken lassen, Hände auf den Bauch legen, gleichzeitig ausatmen und den Bauch schütteln (fünfzehn Wiederholungen).
- Arme vor dem Bauch kreuzen, ausatmen. Dann Arme seit-

lich nach außen strecken, einatmen und sich dabei auf die Zehen stellen (zwanzig Wiederholungen).
- Auf dem Boden kniend sitzen, die Hände auf die Oberschenkel legen, den Oberkörper langsam nach vorn beugen, das Gesicht möglichst nahe zum Boden bringen und dabei ausatmen. Dann wieder aufrichten und dabei einatmen (fünfzehn Wiederholungen).

Sie müssen nicht immer alle Übungen auf einmal machen. Suchen Sie sich aus, was Ihnen gerade behagt. Aber machen Sie die Übungen täglich und mehr als einmal. Wenn Sie das Training an die vier bis sechs Wochen durchhalten, werden Sie feststellen, dass sich Ihre Atmung verbessert hat und dieser Zustand auch anhält. Noch günstiger ist es, wenn Sie die Übungen am offenen Fenster durchführen oder im Freien.

## Singen – Lachen – Seufzen

Eine bessere Atmung lässt sich aber auch noch auf eine ganz andere einfache Weise erzielen, allerdings nur vorübergehend: durch verschiedene emotionale Äußerungen:

- Singen kräftigt die Atemmuskulatur.
- Beim Lachen ist der Brustkorb weit und gespannt, das Zwerchfell gerät in Bewegung – eine Art Ausgleichsgymnastik für die Atmung.
- Beim Seufzen wird schnell und bis zur vollen Entspannung von Lungen und Atemmuskeln ausgeatmet.
- Stöhnen lockert die Verspannung der Atemmuskulatur, die sich bei schwerer körperlicher oder seelischer Belastung oft einstellt.

- Gähnen schließlich bedeutet für die Atemmuskeln das Gleiche wie Recken und Räkeln für die Glieder. Es macht die vom flachen Atmen zu sehr versteiften Muskeln wieder geschmeidig. Gähnen kann man bewusst herbeiführen, es ist übrigens auch eine gute Hilfe bei Stress, wie im Kapitel über Entspannung noch näher ausgeführt wird (siehe Seite 213ff.).

## Möglichst nur durch die Nase

Normalerweise sollte man nicht durch den Mund, sondern durch die Nase atmen. Denn die Nase hat die Aufgabe, die eingeatmete Luft zu erwärmen und anzufeuchten. Wer einmal gezwungen war, längere Zeit durch den Mund zu atmen, etwa nach einer Nasenoperation, weiß, wie unangenehm der Mund dadurch austrocknet. Daran sieht man, wie viel Feuchtigkeit die Atemluft braucht. Denn sogar für die Sauerstoffaufnahme durch die Lunge ist Feuchtigkeit nötig. Außerdem müssen die Atemwege durch die Luft ständig mit einem Feuchtigkeitsfilm überzogen werden, damit sie mit Fremdkörpern wie zum Beispiel Staub fertig werden können. Natürlich ist gegen gelegentliche Mundatmung nichts einzuwenden, bei stärkerer körperlicher Belastung ist sie sogar unerlässlich. Doch sollte man auch bei sportlichen Aktivitäten möglichst lang durch die Nase atmen; der Wechsel vollzieht sich dann unwillkürlich durch die Kraftanstrengung.

## Sorgen Sie für gute Luft

Unsere Gesundheit wird aber nicht nur davon beeinflusst, wie wir atmen, sondern bekanntlich auch von dem, was wir einatmen. Luft besteht schließlich nicht nur aus Sauerstoff, sondern enthält auch feinst verteilte Schwebstoffe, so genannte Aerosole, ganz abgesehen von verschiedenen Umweltgiften. In der Großstadtluft sind in jedem Liter viele Tausende solcher winziger Schmutzpartikel enthalten. Das Atemsystem ist zwar normalerweise in der Lage, die Luft zu reinigen, bevor sie in die Lunge gelangt. Wird dieses System jedoch überfordert, werden die Atemwege mehr oder minder stark beeinträchtigt; Erkrankungen sind die Folge.

Besonders betroffen von schlechter oder auch sauerstoffärmerer Luft sind naturgemäß Menschen, die sich überwiegend in geschlossenen Räumen aufhalten. Das gilt nicht nur für den Arbeitsplatz, sondern ebenso für das Zuhause. Die einfachste Möglichkeit, für etwas mehr Sauerstoff zu sorgen, sind offene Fenster. Wohl denen also, die nicht gerade an verkehrsreichen Straßen oder in der Nähe von Industriebetrieben leben. Es ist eigentlich eine Binsenweisheit, aber dennoch: Man halte sich möglichst oft in sauberer und frischer Luft auf, mache also auch an unwirtlichen Tagen einen Ausflug in die Natur. Am meisten Sauerstoff liefert immer noch die Waldluft. Besonders günstig wirkt die salzhaltige Luft am Meer auf den Organismus. Sie härtet unter anderem die Atemwege ab.

## Rauch: vergiftete Luft

Den schlechtesten Dienst erweisen Sie sich, wenn Sie freiwillig vergiftete Luft einatmen. Gemeint ist das Rauchen. Es gibt viele Gründe, die dagegen sprechen, am meisten eine vermehrte Zufuhr von freien Radikalen. Sie sind an der Entstehung vieler Krankheiten beteiligt, wie bereits ausführlich dargestellt wurde. Wenn man sich einmal zu dieser Einsicht durchgerungen hat, bleibt es dem Willen des Einzelnen überlassen, ob er es schafft, mit dem Rauchen aufzuhören. Es gibt eine ganze Reihe von Methoden, die Hilfestellung leisten. Eine davon sei wenigstens genannt: die Ohrakupunktur, bei der der so genannte Suchtpunkt genadelt wird. Vor allem starke Raucher können so mit den Entzugserscheinungen besser fertig werden.

# Wetter, Sonne und Luft

Sind Sie wetterfühlig? Oder reagieren Sie auf bestimmte Wetterlagen sogar recht empfindlich? Viele Menschen sagen ja: »Das Wetter macht mich krank.« In dieser krassen Form stimmt das sicher nur in seltenen Ausnahmefällen, jedenfalls in unseren Breiten. Tatsache ist indessen, dass manche Wettereinflüsse die Befindlichkeit beeinträchtigen oder auch bestehende Beschwerden verstärken können. In der Regel trifft das vor allem auf Übergangsphasen zu, das heißt, wenn die Wetterlage wechselt. Und es ist erwiesen, dass das jeweilige Wetter auch unterschiedliche Reize auf den Organismus ausübt.
Wetter und Klima bestehen bekanntlich aus einer ganzen Reihe von Komponenten. »Klima«, so definierte es schon vor 150 Jahren der große Gelehrte und Naturforscher Alexander von Humboldt, »ist die Summe aller Umwelteinflüsse. Es setzt sich zusammen aus Temperatur, Feuchtigkeit, barometrischem Druck, der Ruhe oder Bewegung der Luft, der elektrischen Spannung, der Reinheit der Atmosphäre oder der Vermengung mit mehr oder minder schädlichen gasförmigen Exhalationen.«[18] Alle diese Faktoren beeinflussen unser Befinden, wenngleich Wetterfühligkeit individuell unterschiedlich ist. Frauen sind es übrigens mehr als Männer, ganz einfach weil sie weniger Stresshormone produzieren.

## Wetterfühligkeit – eine Stressreaktion

Nein, Wetter macht von sich aus nicht krank. Die viel zitierte Wetterfühligkeit ist nichts anderes als eine Stressreaktion. Und sie ist lediglich ein Hinweis darauf, dass die Menschen, die darüber zu klagen haben, nicht ausreichend belastbar sind. Dafür gibt es viele Gründe. Unsere Lebenssituation ist eigentlich so beschaffen, dass wir uns der Unbill des Wetters erst gar nicht aussetzen müssen. Die meisten von uns halten sich überwiegend in geschlossenen Räumen auf. Und diese Räume sind vielfach auch noch klimatisiert. Wie soll der Körper unter diesen Umständen aber mit plötzlichen Wetterreizen zurechtkommen? Dazu kommt noch das künstliche Licht, es fehlt also auch noch die Sonne. All diese Faktoren tragen dazu bei, dass der Mensch einen guten Teil seiner natürlichen Fähigkeit verliert, sich wechselnden Wetterbedingungen rasch und ausreichend anzupassen; er reagiert auf Änderungen der Wetterlage oder überhaupt auf manche klimatischen Reize schlichtweg übersensibel. Es ist zum Beispiel eine Tatsache, dass Menschen, die viel im Freien tätig sind, seltener zu Infekten neigen. Und Bauern ist so etwas wie Wetterempfindlichkeit gänzlich fremd. Denn Reize durch Klima oder Wetter fördern durchaus die Gesundheit und vor allem auch das Immunsystem. Und das natürlich erst recht, wenn man sich ihnen nicht entzieht, sondern sich ihnen aussetzt.

## Die schlechten Seiten der Sonne

Die Sonne ist einer dieser großen Reize. Sie hat jedoch zwei Gesichter: Sonne kann schaden und sie kann nützen. Schauen wir zunächst die negativen Auswirkungen an. Spontan fällt einem der Sonnenbrand ein. Wirklich fatal sind seit geraumer Zeit aber die schädlichen Einflüsse durch die Zerstörung der Ozonschicht; viele Krankheiten können sich verschlimmern, und es ist noch nicht bekannt, wie die künftige Entwicklung aussehen wird. Als Sonnenschädigung kann man aber auch eine erhöhte nervöse Reizbarkeit, eigentlich eine Störung des

Nervensystems, Schlaflosigkeit, Kopfschmerzen und ähnliche Beeinträchtigungen bezeichnen. Zu viel Sonne ist ganz sicher nicht gesund.

## Was an der Sonne gut ist

Aber natürlich hat die Sonne auch ihre guten Seiten, nicht nur, weil alles Leben von ihr abhängt. Unter dem Einfluss von Sonnenlicht wird die Haut stärker durchblutet, die Blutgefäße erweitern sich, verschiedene Blutwerte einschließlich der Immunzellen werden verbessert, der Stoffwechsel und die Hormone erfahren eine Stimulierung. Der Kreislauf wird aktiviert, der Blutzuckerspiegel leicht gesenkt. Die Widerstandskraft gegen Infektionen nimmt zu, Wunden heilen besser. Und durch Sonne wird im Körper Vitamin D gebildet, das den Knochen zugute kommt.

Ein Phänomen ist noch interessant: Unter dem Einfluss der langwelligen Strahlen des Sonnenlichts, die für die Wärme zuständig sind, erweitern sich nicht nur die Gefäße. Es dringt dadurch auch mehr Blut in die äußeren Hautschichten. Das bedeutet eine Entlastung des Kreislaufs und erleichtert die Herztätigkeit. Auch vermehren sich die roten Blutkörperchen und zugleich der Gehalt an Hämoglobin. Die Sonne wirkt aber positiv auch auf das Unterhautbindegewebe ein, das für die körpereigene Abwehr wichtig ist. Und schließlich wird auch die Hautatmung verbessert mit einem günstigen Einfluss auf die Lunge. Wegen all dieser positiven Effekte gibt es daher ja auch eine eigene Therapie durch Sonnenbestrahlung, die Heliotherapie; zusammen mit der Behandlung durch UV-Strahlen und Blaulicht spricht man auch von Phototherapie.

## Sonnendefizit durch geschlossene Räume

Auf die Sonne kann man also gewiss nicht verzichten. Statistiker haben da eine Rechnung aufgemacht, die zu denken geben sollte. Im Durchschnitt verbringen wir 80 Prozent unserer wachen Zeit – Schlaf also schon gar nicht mitgerechnet – in geschlossenen Räumen. So herrscht bei uns eher ein Sonnendefizit, wodurch uns natürlich die positiven Auswirkungen der Sonne entgehen. So gesehen, ist das expandierende Freizeitverhalten eigentlich ein Plus – zumindest wenn die Aktivitäten auch im Freien stattfinden.

## Sonnenbaden – eine Frage des Maßes

Die beliebteste Art, Sonne zu genießen, ist ohne Zweifel das Sonnenbaden. Aber auch Sonnenbaden hat, wie mittlerweile jeder weiß, seine zwei Seiten. Vom positiven Einfluss des Sonnenlichts war gerade die Rede. Aber gerade hier sollte man die negativen Aspekte nicht unterschätzen. Vor drei oder vier Generationen noch war die vornehme Blässe ein Schönheitsideal. Dann galt sportlich gebräunte Haut als attraktiv und man hielt sie für ein Zeichen von Gesundheit, was sie eigentlich aber nicht ist. Und erst in letzter Zeit hat sich, vor allem aus Angst vor Hautkrebs, wieder eine gewisse Rückbesinnung eingestellt. Dabei ist Sonnenbaden nur eine Frage des rechten Maßes.

## Der schädliche Sonnenbrand

Zuständig für die Bräunung der Haut sind die kurzwelligen ultravioletten (UV-)Strahlen des Sonnenlichts. Unter ihrem

Einfluss produziert die Haut mehr Pigment, das eine schützende Wirkung hat. Setzt man sich zu lang der Sonne aus, entsteht jedoch eine Entzündung der Haut, der Sonnenbrand. Dabei kann das UV-Licht auch Zellen in der äußeren Hautschicht zerstören und die kleinen darunter liegenden Blutgefäße angreifen. Dass eine zu intensive und zu lange Sonnenexposition als schlimmste Folge zu Hautkrebs führen kann, hat sich mittlerweile herumgesprochen. Auch ein Sonnenstich bis hin zum Kreislaufkollaps ist möglich. All dem kann man aber leicht vorbeugen, indem man die Sonnenbadzeiten, beginnend etwa bei einer Viertelstunde, nur ganz allmählich verlängert. Auch Lichtschutzcremes bieten Hilfe. Gesundheitsschädlich ist es auf alle Fälle, wenn man auf eine möglichst rasche Bräunung bedacht ist und deshalb endlos in der prallen Sonne röstet.

## Das Luftbad im Schatten

Eine ganz und gar nicht gefährliche und viel gesündere Alternative mit einem hervorragenden Einfluss auf das Immunsystem hat ist das Luft- oder Lichtbad im Freien. Man kann es gar nicht genug empfehlen. Die Luft übt nämlich den stärksten natürlichen Reiz auf die Haut aus. So ein Luftbad ist ganz unkompliziert. Man setzt den nackten oder möglichst unbekleideten Körper der Luft, nicht aber der prallen Sonne aus und hält sich überwiegend im Schatten auf. Der Strand eignet sich genauso gut wie eine Liegewiese oder der Balkon zu Hause. Selbst wenn nur der Oberkörper unbekleidet ist, hat das schon einen Sinn. Und so ein Luft- oder Lichtbad sollte man sich auch gönnen, wenn die Temperaturen nicht nach oben klettern, sondern die Luft eher kühl ist.

## Auch wenn es draußen frisch ist

Bei kühlerer Luft – natürlich darf man nicht gleich frösteln! – fließt zunächst ein Teil des Blutes nach innen. Danach erweitern sich die Gefäße, und das Blut drängt wieder nach außen. Die Folge ist, dass auch in diesem Fall die äußeren Zellen besser ernährt werden. Gefördert wird zudem die Ausscheidung, schließlich ist die Haut ja ein wichtiges Ausscheidungsorgan. Alles, was an giftigen und belastenden Rückständen nicht anderweitig eliminiert wird, verlässt den Körper durch die Haut. Nicht selten hängen zum Beispiel rheumatische oder katarrhalische Beschwerden auch mit einer schlechten Hauttätigkeit zusammen. Mit der Regulierung der Blutverteilung entlastet das Luftbad zugleich auch den Kreislauf und das Herz. Es lösen sich innere Stauungen, und so tritt zugleich eine hervorragende Stärkung der Nerven ein.

## Lobeshymne auf das Luftbad

Kein Geringerer als der amerikanische Staatsmann und Erfinder des Blitzableiters Benjamin Franklin (1706–1790) hat geradezu eine Lobeshymne auf das Luftbad verfasst. In einem Brief an einen Freund schrieb er: »Du weißt, dass das kalte Wasser hier seit längerer Zeit als Kräftigungsmittel beliebt ist, aber der Schock des kalten Wassers erscheint mir, allgemein gesprochen, immer als zu heftig. Ich fand es weit angenehmer für meine Konstitution, in einem anderen Element zu baden, ich meine in der frischen Luft. In dieser Hinsicht erhebe ich mich jeden Morgen und sitze in meinem Zimmer völlig unbekleidet, lesend oder schreibend. Dieses Luftbad ist nicht im geringsten unangenehm, vielmehr angenehm; und wenn ich hernach wieder ins Bett krieche, ehe ich mich ankleide, wie dies manchmal vorkommt, so mache ich eine Ergänzung meiner Nachtruhe von einer bis zwei Stunden in Gestalt des schönsten Schlafes, den man sich denken kann. Ich finde keine üblen Folgen dieser Gewohnheit und glaube, dass sie meiner Gesundheit nicht nur keinen Abbruch tut, sondern im Gegenteil zu ihrer Erhaltung beiträgt. Ich möchte daher dieses Luftbad in Zukunft als kräftigendes und stärkendes Bad bezeichnen.«[19]

## Und zwischendurch Bewegung

Sie müssen es ja nicht unbedingt genauso machen. Aber animiert, so ein Luftbad zu nehmen, fühlt man sich wohl schon. Luftbad bedeutet im Übrigen nicht, dass man nicht auch mal für kürzere Zeit in die Sonne gehen sollte, etwa am Strand. Aber im Wesentlichen sollte man seinen Platz doch mehr im Schatten wählen. Übrigens: Auch das gebrochene Licht im Schatten hat noch eine leichte bräunende Wirkung! Und man sollte sich zwischendurch auch immer wieder mal bewegen, ein Ballspiel machen oder was man am Strand oder auf der Liegewiese alles so treibt. Wer die Wirkung des Luftbads verstärken will, genehmigt sich die beschriebene Trockenbürstenmassage (siehe Seite 187) im Freien. Oder man reibt die Haut mit der Hand. All das fördert die Durchblutung. Auch Atemübungen bieten sich an (siehe Seite 189ff.).

## Regen als natürliche Dusche

Für das Luftbad gibt es keine zeitliche Begrenzung. Beenden sollte man es, sobald es zu kühl wird und man zu frösteln beginnt. Aber auch wenn es leicht zu regnen anfängt, braucht man nicht abrupt aufzuhören. Denn Regen wirkt wie eine natürliche Dusche – solange es einem angenehm ist. Jedenfalls sei nun noch einmal betont: Sich möglichst lange in der frischen Luft aufzuhalten und in einem sinnvollen Maß auch in der Sonne, sind zwei höchst wertvolle und ganz natürliche Helfer für die Gesundheit. Sie fördern das Immunsystem und dürfen auf keinen Fall zu kurz kommen.

## Risikomonat März

Noch einen Aspekt sollte man bedenken, der zu einem guten Teil auch mit unseren Klimabedingungen zu tun hat: Laut Statistik ist die Zahl der Todesfälle in Deutschland im Monat März am höchsten und am niedrigsten im August. Die Erklärungen für dieses Phänomen stehen alle auch mit dem Immunsystem in Zusammenhang. In der kalten Jahreszeit ist der Körper, wenn er nicht genügend abgehärtet ist, durch Kälte geschwächt. Man bewegt sich erheblich weniger. Die Nahrung ist gern deftiger, so mancher glaubt ja, dass Fett weniger empfindlich gegen Kälte macht – was allerdings nicht stimmt. Trotz des reichen Angebots fehlt es vielfach an Vitaminen. So wird sogar das Blutbild schlechter und enthält weniger Immunzellen. Und am Ende der kalten Jahreszeit, also vorwiegend im März, haben sich dann so viele Defizite angesammelt, dass es den einen oder anderen schier das Leben kostet.

# Regeneration durch Entspannung

Maschinen kann man beliebig lang laufen lassen. Sie brauchen keine Erholungspausen, sie müssen nur gut gewartet werden. Dann kann bei sachgemäßer Bedienung nichts schief gehen. Der menschliche Organismus ist aber keine solche Maschine, selbst wenn so mancher das meint. Aus diesem Irrtum erklärt es sich letztlich, warum immer wieder Menschen auf der Höhe des Lebens ein vorzeitiges Ende finden. Denn das Leben verläuft nach einem anderen »Konstruktionsprinzip«.

## Rhythmischer Wechsel

Zwar ist der Organismus imstande, unter Aufwand von viel Energie große Leistungen zu vollbringen. Aber nach einer Phase hohen Verbrauchs muss sich Lebenskraft immer wieder neu bilden. Das ganze Leben besteht aus solch einem rhythmischen Wechsel zwischen Verbrauch und Regeneration. Anders gesagt: zwischen Anspannung und Entspannung. Je regelmäßiger und ausgeglichener dieser Wechsel ist, desto größer ist die Gewähr, dass wir unsere Kräfte nicht vorzeitig verschleißen.

Viele Menschen schenken derartigen Überlegungen jedoch keine Beachtung. Und manche treiben auf diese Weise Raubbau an ihrer Gesundheit, ohne dass, von außen betrachtet, etwas passiert. Das ist aber ein Trugschluss. In Wirklichkeit geschieht ständig etwas, nämlich ein erhöhter Verschleiß. Er lässt sich nur nicht so einfach messen wie etwa der Blutdruck oder Fieber. Denn ein erhöhter Verschleiß macht sich immer erst dann bemerkbar, wenn seine Folgen auftreten.

## Der Organismus leidet

... wenn es – zum Beispiel – zu Atemnot oder gar Herznot kommt. Infarktpatienten haben alle eine Gemeinsamkeit: Sie konnten sich nie so richtig regelmäßig entspannen. Unter übermäßiger Anspannung und dem fehlenden Ausgleich leiden die ganze Konstitution und die gesamte Abwehrkraft des Körpers. Es wird natürlich auch das Immunsystem überfordert und somit geschwächt. Der Organismus reagiert anfälliger auf Krankheitserreger. Und es entsteht ständig schädlicher Stress – doch darüber mehr im nächsten Kapitel (siehe Seite 223).

## Ein Lebensprinzip

Es gibt also Gründe genug, den rhythmischen Wechsel zwischen Anspannung und Entspannung ernst zu nehmen, ja, ihn zu einem Lebensprinzip zu machen. Das Rezept dafür ist eigentlich einfach: Immer wieder rechtzeitig eine Pause einlegen, um dem Organismus Zeit zur Erholung und Regeneration zu geben – selbst wenn sich die guten Vorsätze nicht immer so einfach in die Tat umsetzen lassen. Er hätte, sagte Winston Churchill einmal, die immensen Lasten, die ihm während des Zweiten Weltkrieges aufgebürdet waren, nicht bewältigen können, wenn er nicht die Fähigkeit besessen hätte, zu jeder Zeit einige Minuten lang ein Nickerchen zu machen. In diesen kurzen Pausen schöpfte er wieder nötige Energie.

## Die kleinen Pausen zwischendurch

Für den körperlich Arbeitenden, vor allem wenn es sich um Schwerarbeit handelt, sind kurze Pausen ja eine Selbstverständlichkeit. Nach wenigen Minuten der Ruhe kehrt die Kraft zurück. Vergleichbares gilt aber auch für physisch wenig anstrengende Tätigkeiten oder für die geistige Arbeit. Da entspannt man sich schon, wenn man sich zwischendurch ein bisschen bewegt, am offenen Fenster kräftig durchatmet oder auch seine Gedanken bewusst von der Arbeit weg in eine andere Richtung lenkt. Man muss es nur tun! Entspannung hängt von solchen kurzen Unterbrechungen ab. Aber noch viel wichtiger sind natürlich die richtigen, großen Pausen.

## Der Feierabend

Eigentlich weiß jeder Mensch, was Entspannung bedeutet. Sie lässt sich ganz simpel definieren. Richtige Entspannung läuft im Grunde darauf hinaus, das Gegenteil von dem zu tun, was vorher zur Anspannung geführt hat. Eine ganz wichtige Bedeutung kommt deshalb der Entspannung am Abend zu, wir sprechen ja vom Feierabend. Und eine Nebenbedeutung von »feiern« ist: die Arbeit ruhen lassen. Erholung also nach des Tages Mühsal. Sie kann alles Mögliche sein, wenn man dabei Entspannung spürt: das Gespräch mit der Familie und mit Freunden, Lesen, (gezieltes) Fernsehen, Spazierengehen, Sport, Spiel, Garten, Musik, Kultur und vieles andere mehr. Die Wirkungen dieser Feierabenderholung auf Körper, Geist und Seele sind vielfältig. Ein etwas ausgefalleneres Beispiel mag zeigen, wie weit solche Einflüsse gehen: In einem Gruppenexperiment wurde untersucht, ob eine als wohltuend empfundene Musik über das vegetative Nervensystem zur Linderung von Magenbeschwerden beitragen kann. Es stellte sich heraus, dass sich bei den Probanden die überschüssige Bildung von Magensäure bis zu einem Drittel verringerte.

Und nicht zu vergessen: Hobbys. Ein Hobby kann einen völlig gefangen nehmen. Man vergisst alles andere – und genau darin liegt ein enormer Erholungseffekt. Natürlich kosten Hobbys Zeit. Aber das ist ja der springende Punkt: Dass man sich Zeit nehmen soll für die Erholung.

## Das Wochenende

Noch mehr gelten all diese Überlegungen für das Wochenende. Schon in der Bibel heißt es: »Am siebenten Tage sollst du ruhen.« Aus guten Gründen umfasst das Wochenende heute zwei Tage – an einem allein könnte man die Belastungen unseres modernen Lebens nicht mehr ausreichend verarbeiten. Zu Zeiten der Bibel hielt man einen Sieben-Tage-Rhythmus der Natur des Menschen für angemessen. Dass das generell stimmt, zeigt ein drastisches Beispiel: In den zwanziger Jahren des vergangenen Jahrhunderts schaffte man in der jungen Sowjetunion die Sieben-Tage-Woche ab und führte statt dessen die Zehn-Tage-Woche ein: neun Tage Arbeit, ein Tag Ruhe. Das Experiment musste bald beendet werden, denn der Leistungsschwund bei den Arbeitern war geradezu ernorm – nicht nur, weil sie nicht wollten, sondern weil sie einfach nicht mehr konnten.

## Natur – Erholung pur

Umso mehr sollten wir allerdings darauf bedacht sein, dass die zwei Tage Wochenende auch tatsächlich der Entspannung dienen. Im Grunde gilt alles, was bereits über den Feierabend gesagt wurde. Natürlich hat man an diesen Tagen auch einmal Verpflichtungen, die nicht unbedingt entspannend sind, aber dann sollte man die Sache wenigstens locker angehen. Versuchen Sie am Wochenende vor allem, sich so viel wie möglich in der Natur aufzuhalten. Das Naturerlebnis hat seine ganz eigene intensive Wirkung auf Körper, Seele und Geist. Man spürt förmlich, wie die Ruhe einen überkommt, wie sich Verspannungen lösen, wie das Denken zu klaren Linien zurückfindet. Dieser Effekt wirkt oft tagelang nach, so dass man nicht Zeit verloren, sondern eigentlich gewonnen hat.

## Der Urlaub

Die wirklich große Pause im Jahr ist der Urlaub. Er sollte deshalb einen echten Kontrast zu den Belastungen der Monate zuvor darstellen. Auch hier gilt also: Das Gegenteil von dem tun, was einen sonst so viel Kraft und Energie kostet. Wer zum Beispiel im Beruf von Termin zu Termin hetzen muss, also ein recht hektisches Leben führt, oder wer ständig im Auto unterwegs ist, der sollte in den Ferienwochen nicht gerade eine aufreibende Rundreise mit fortwährenden Besichtigungen planen. Was er braucht, ist Ruhe, ist Abschalten – Meer, Berge, Stille, Wanderungen, eine Art Passivurlaub. Wer dagegen ohnehin ein gemächliches Leben führt, der kann sich im Urlaub durchaus ein bisschen auf Trab bringen lassen. Jedenfalls ist auf diese Weise für ein gutes Maß an Regeneration gesorgt.

## Einmal im Sommer, einmal im Winter

Die Wirkung eines erholsamen Urlaubs hält im Höchstfall ein halbes Jahr an, wobei der Effekt immer mehr nachlässt. Man sollte also besser zweimal im Jahr Urlaub machen, und zwar einmal im Sommer und einmal im Winter. Die Wirkungsweise ist nämlich unterschiedlich. Der Sommerurlaub ist primär geeignet, die körperliche Leistungsfähigkeit zu regenerieren; Winterurlaub hilft vor allem beim Abbau von nervlichen Belastungen.

## Eine Frage des Klimas

Richtiger Urlaub ist auch eine Frage des Klimas. Jeder Mensch hat sein Idealklima. Der Hausarzt kann einem sagen, welche Region und welche Jahreszeit den größten Nutzen bringen. Hier einige Tipps:

- Bewaldete Mittelgebirge weisen ein Schonklima auf und sind besonders geeignet, um Ruhe und Entspannung zu finden; sie sind ausgesprochen gut für Herz und Kreislauf.
- Im Hochgebirge herrscht vorwiegend ein Reizklima, allerdings mit vielen positiven Auswirkungen. Es wird gern bei allgemeiner Abspannung und bei Blutarmut empfohlen, dient also auch der Verbesserung der Blutqualität.
- An Ostsee und Nordsee herrscht ebenfalls ein Reizklima. Es kräftigt vor allem die Atemwege und ist gut zur Bekämpfung von Erschöpfungszuständen.
- Am Mittelmeer sind die höheren Temperaturen nicht so günstig, wenn man nicht ganz gesund ist. Der Urlaub sollte deshalb nicht ausgerechnet im Hochsommer stattfinden.
- Tropische Länder kann man nicht pauschal einstufen. Je geringer die Luftfeuchtigkeit ist, desto besser verträgt man die Hitze. Am meisten beansprucht wird der Organismus im Regenwaldklima, weil hier hohe Luftfeuchtigkeit und hohe Temperaturen zusammentreffen. Bekömmlicher sind Wüsten- und Steppenklima.

## Regeneration im Schlaf

Die wichtigste Entspannungsphase ist der Schlaf. Indem man ausruht, regeneriert sich der ganze Organismus. Während dieser Ruhephase verrichten die Immunzellen die meiste Arbeit und holen vieles nach, was tagsüber nicht möglich war. Allein das erklärt schon die große Bedeutung eines guten, ausreichenden Schlafes.

Was bedeutet nun ausreichend? Eine Fixzahl dafür gibt es nicht. Im Allgemeinen sollten Erwachsene um die acht Stunden schlafen, Kinder natürlich mehr. Vielen Menschen genügt auch etwas weniger, ohne dass daraus eine Beeinträchtigung entstünde. Unter sechs Stunden sollten es aber keinesfalls sein. Auch alte Menschen brauchen nicht viel weniger; der Unterschied liegt darin, dass bei ihnen die Schlaftiefe etwas geringer ist. Die ersten Schlafstunden sind die eigentlichen Erholungsstunden. Liegen sie zum Teil noch vor Mitternacht, ist das von Vorteil. Doch im Ganzen gesehen, kommt es auf die Dauer des Schlafes an.

Schläft jemand gelegentlich zu wenig, ist das kein Beinbruch. Man ist dann zwar nicht recht ausgeruht, aber auf die Gesundheit hat das noch keinen negativen Einfluss. Wer allerdings über einen längeren Zeitraum ein Schlafdefizit hat, verwehrt dem Organismus die nötige Regeneration. Menschen mit Schlafstörungen verlieren nicht nur an Vitalität, sie werden auch anfälliger für alle möglichen Erkrankungen, weil ihr Immunsystem ja nicht genug Zeit zum Arbeiten hat.

## Was den Schlaf stört

Die Gründe für gestörten Schlaf sind zahlreich. Es können emotionale Ursachen wie Angst oder Trauer oder psychische Konfliktsituationen vorliegen, aber auch äußere Einflüsse wie Lärm oder Wetter sowie organische Störungen: Diabetes mit Unterzuckerung, Prostataleiden, Wadenkrämpfe, Herzinsuffizienz, Schilddrüsenprobleme und häufig auch Depressionen. An so mancher schlafloser Nacht ist man auch selbst schuld: zu üppiges und zu spätes Essen am Abend, zu viel Alkohol - danach schläft man zwar gut ein, aber nicht durch –, Hektik am späten Abend, Aufregung durch das Fernsehen usw. Wer auf seinen Schlaf bedacht ist, sollte derartige Widrigkeiten abstellen.

## Schlaftabletten sind keine Lösung

Die häufigsten Schlafstörungen äußern sich als Schwierigkeiten beim Einschlafen und beim Durchschlafen. Viele wachen auch viel zu früh auf. Wenn dieses vorzeitige Erwachen häufiger der Fall ist, kann das ein Hinweis auf eine larvierte, also noch nicht entdeckte Depression sein. Und wenn man schon längere Zeit nicht mehr ein- und durchschlafen kann, ist es höchste Zeit, einen Arzt zu konsultieren. Sich mit Schlaftabletten zu behelfen, ist auf keinen Fall eine Lösung. Sie sind in Wirklichkeit sogar ein Feind des guten Schlafes. Denn der Schlaf, den sie erzeugen, ist eine Art Betäubung. Nur in absoluten Ausnahmefällen, weil man wirklich schlafen muss, sollte man zu Schlaftabletten greifen. Geeignet sind dann eher Tranquilizer. Es gibt jedoch eine ganze Reihe von natürlichen Hilfen, die man unbedingt ausprobieren sollte.

## Schlaf nicht erzwingen wollen

Schlaf lässt sich nicht erzwingen. Ganz wichtig ist, sich also gar nicht erst unter Druck zu setzen. Denn Druck kann sogar das Gegenteil bewirken, weil man ungeduldig wird. Geben Sie sich bedingungslos einfach der Ruhe hin. Wenn Sie aber auch noch nach einer vernünftigen Zeit – die Wissenschaft setzt 45 Minuten an – keinen Schlaf finden, dann stehen Sie lieber noch einmal auf und versuchen Sie, sich durch eine interessante, aber nicht aufregende Lektüre zu beruhigen. Je mehr sich die Gedanken nämlich vom Alltag entfernen, desto förderlicher ist das für den Schlaf. Grübeln Sie auch möglichst nicht, wenn Sie nachts wach werden. Zu schnell stellen sich schwarze Gedanken ein. Dann kommt es darauf an, sich von Negativem zu lösen. Oft gelingt das schon, wenn man bewusst an etwas Schönes, Angenehmes oder auch nur Nebensächliches denkt.

## Natürliche Entspannungshilfen

Sorgen Sie für eine angenehme Atmosphäre. Dazu gehören ein gut gelüftetes Schlafzimmer, das allerdings nicht kalt sein darf. Ein Fernseher ist fast immer ein Störfaktor. Ganz wichtig ist auch: Wenn Sie nachts die Toilette aufsuchen müssen, machen Sie möglichst kein Licht, denn es bewirkt sofort die Produktion von Wachhormonen. Überlegen Sie auch einmal, ob Sie mit Ihrem Bett zufrieden sind.
Und nutzen Sie natürliche Entspannungshilfen wie beruhigende Kräutertees oder Badezusätze. Und wenn das noch nicht genügt, gibt es Phytotherapeutika, die Baldrian, Hopfen, Melisse und Passionsblume enthalten. Wenn die empfohlene Dosierung nicht ausreichend ist, sprechen Sie mit dem Apotheker. Jedenfalls sind Schlafstörungen in aller Regel behebbar.

## Drei bewährte Entspannungsmethoden

Es gibt noch andere Möglichkeiten, mit denen man so gut wie alle Schlaf- und Stressprobleme lösen kann. Es handelt sich um Methoden, die früher nur von einer Minderheit gesundheitsbewusster Menschen praktiziert wurden, deren intensive Wirkung mittlerweile aber auch die Schulmedizin überzeugt hat. Gemeint sind Autogenes Training, Yoga und Progressive Muskelrelaxation.

## Selbstbeeinflussung durch Autogenes Training

Autogenes Training bedeutet wörtlich »eigentätiges Üben«. Gemeint sind Techniken zur Selbstbeeinflussung mit dem Ziel, einen inneren Zustand der Ruhe und Entspannung zu erreichen, aus dem dann – vergleichbar mit dem Schlaf – die Fähigkeit zum Neuaufbau von Kräften erwächst. Das ist die eine Wirkungsweise. Die andere zielt darauf ab, psychische und physische Funktionen positiv zu beeinflussen. Wer Autogenes Training wirklich beherrscht, schafft in der Tat beides, jedenfalls bis zu einem gewissen Maß.

Autogenes Training wird manchmal mit Hypnose verglichen, die ja auch als Verfahren von Psychotherapeuten genutzt wird. Der Vergleich ist zwar etwas missverständlich, vermag aber doch zu verdeutlichen, worum es bei diesen Übungen geht. In der Hypnose ist das Bewusstsein des Patienten so stark eingeschränkt, dass er nur noch die Anweisungen des Therapeuten aufnimmt. Der Hypnotisierte ist dabei keineswegs bewusstlos, sondern im Gegenteil hellwach, aber eben allein auf den Hypnotiseur konzentriert. Und in diesem verengten Bewusstseinszustand prägen sich die hypnotischen Anweisungen tief ein.

Auch beim Autogenen Training geht es darum, dem Bewusstsein und dem Unbewussten etwas zu vermitteln. Man spricht hier von Suggestionen, die man sich im Gegensatz zur Hypnose jedoch selbst gibt. Auch sie prägen sich mit der Zeit ein und beeinflussen bei entsprechender Übung aus dem Unbewussten heraus Psyche und Körper.

### *Umschalten von innen*

Geschaffen hat das Autogene Training in den zwanziger und dreißiger Jahren des vergangenen Jahrhunderts der Nervenarzt und Psychiater Prof. Dr. Johannes Heinrich Schultz. Er hat es so definiert: »Die Selbstentspannung des Autogenen Trainings hat den Sinn, mit genau vorgeschriebenen Übungen immer mehr sich innerlich zu lösen und zu versenken und so eine von innen kommende Umschaltung des gesamten Organismus zu erreichen, die es erlaubt, Gesundes zu stärken, Ungesundes zu lindern oder abzustellen.«[20]

### *»Ich bin ganz ruhig«*

Die ersten Übungen, die man lernt, haben das Ziel, zu einer inneren Ruhe zu gelangen und damit die Basis für weitere Suggestionen zu schaffen. Jedes Autogene Training arbeitet deshalb mit den Grundformeln: »Ich bin ganz ruhig – Ich bin ganz schwer – Ich bin ganz warm.« Wer sich das nur so vorsagt, erreicht freilich noch lange nichts. Man muss die einzelnen Formeln tatsächlich erst üben. Deshalb sei auch gleich gesagt: Autogenes Training kann man nicht allein lernen. Es bedarf dazu der Unterweisung durch einen erfahrenen Therapeuten. In der Regel dauert es zwei bis drei Monate, bis man so weit ist, dass man allein weiterüben kann. Aber wer Autogenes Training dann beherrscht, kann einen enormen Nutzen daraus ziehen.

Die Technik setzt im Übrigen keine besondere Fähigkeiten voraus. »Die einzige Begabung«, so schreibt die Ärztin Dr. Christiane Brand-Hetzel in ihrem Buch »Autogenes Training«, »liegt in der Bereitschaft zum regelmäßigen Üben.«[21]

*Die wichtigsten Anwendungsmöglichkeiten*

Der so genannte Ruhetonus, den man mit den eingangs erwähnten Grundformeln erreicht, ist die Basis, auf der dann spezielle Suggestionen geübt werden können. Man formuliert dann seine individuelle Formel, beispielsweise »Nacken- und Schulterbereich warm und weich« bei Verspannungen. Generell lässt sich Autogenes Training nutzen bei:

- Nervösen Störungen, die mit Verspannungen und Verkrampfungen einhergehen.
- Hemmungen, Ängsten, Unsicherheit.
- Aggressivität und Reizbarkeit.
- Schlafstörungen.
- Schmerzzuständen wie zum Beispiel Kopfschmerz und Migräne.
- Funktionellen Herzbeschwerden.
- Atemstörungen.
- Magen-Darm-Störungen wie chronischer Verstopfung oder chronischer Gastritis.

*Aktivierung des Immunsystems*

»Autogenes Training«, so schreibt Christiane Brand-Hetzel, »ist aber auch bei noch gesunden Personen das Mittel der Wahl zur Entspannung und Erholung.«[22] Es aktiviert nämlich die Selbstheilungskräfte des Organismus, das heißt vor allem das Immunsystem. Krankheiten haben nach einiger Zeit weniger oder auch gar keine Macht mehr über den Körper. Und aus der inneren Ruhe erwächst im Lauf der Zeit eine Einheit von Leib und Seele, die viel stärker ist im Kampf gegen negative Einflüsse. In diesem Fall ist natürlich schon so etwas wie die hohe Schule des Autogenen Trainings erreicht. Doch wenn das möglich ist, lassen sich geringfügigere Probleme mit dieser Technik allemal in den Griff kriegen.

### *Jeden Druck vermeiden*

Die Suggestionen formuliert man selbst ganz individuell. Wichtig dabei ist, dass man sie nicht als Befehle erteilt, sondern als einfache Feststellung. So wird jeder Druck vermieden. Die Formel für den Schlaf kann zum Beispiel lauten: »Ich schlafe tief und fest.« Der Schlaf kommt dann in der Regel innerhalb weniger Minuten. Aber: Ungeduld ist der Feind dieses Trainings! Mit dem Autogenen Training kann man übermäßigen Appetit ebenso bekämpfen wie die Lust am Rauchen oder den Wunsch nach Alkohol. Und man kann seine Leistungsfähigkeit und Vitalität intensivieren.

### *Überall und jederzeit*

Es gibt Leute, die Autogenes Training genauso selbstverständlich praktizieren wie Zähneputzen. Und so regelmäßig sollte es auch betrieben werden. Am besten übt man dreimal täglich eine Viertelstunde. Sobald die einzelnen Formeln »sitzen«, reduziert sich die Zeit. Dazu kommen dann noch die besonderen Anwendungen nach Bedarf. In der ersten Zeit erweist sich ein ruhiges, verdunkeltes Zimmer als hilfreich. Später kann man die Übungen überall absolvieren: im Büro, im Flugzeug, auf einer Parkbank – eben überall. Innerhalb von ein paar Minuten die völlige Entspannung zu finden – der Fortgeschrittene schafft das immer.

## Entspannen durch Yoga

Yoga, seit Jahrtausenden in Indien praktiziert, hat auch bei uns längst Fuß gefasst. Seine Anhänger verstehen es als Möglichkeit, die Einheit von Körper, Geist und Seele zu fördern und damit das Wohlbefinden ganzheitlich zu verbessern. Da sich durch Yoga auch ein tiefer Entspannungseffekt einstellt und es einen sehr guten Einfluss auf das Immunsystem ausübt, sei es hier kurz vorgestellt. Yogalehrer und Yogaschulen gibt es mittlerweile fast überall bei uns. Bis sich die gewünschte Wirkung einstellt, bedarf es ähnlich wie beim Autogenen Training allerdings einiger Übung und Geduld. Wer Yoga beherrscht, kann dann enormen Nutzen daraus ziehen. Nicht wenige Manager bereiten sich zum Beispiel mit Yogaübungen morgens auf ihre anstrengende Tätigkeit vor.

### *Atemtechniken und Körperübungen*

Die beiden wichtigsten Übungstechniken bei Yoga sind Atemtechniken (Pranayama) und Körperhaltungen (Asanas). Gisela Mühlhans schreibt in ihrem Buch »Glück, Erfolg, Gesundheit mit Yoga«[23]: »Die Beherrschung des Körpers – Ziel des Hatha-Yoga – ist Grundlage weitergehender Yoga-Formen. Hatha-Yoga ist diejenige Form des Yoga, die sich auch in westlichen Ländern weit verbreitet hat. Auch wenn Körperübungen – Asanas – hier von großer Bedeutung sind, ist dies nicht mit reiner Körpergymnastik zu verwechseln. Wesentlicher Bestandteil des Hatha-Yoga sind darüber hinaus Atmung und Entspannung. Dadurch werden neben dem Körper auch der Geist und die Seele angesprochen.«

### *Beruhigung für Körper, Geist und Seele*

Und weiter: »Bei medizinischen Untersuchungen wurde bestätigt, dass regelmäßiges Üben der Asanas und richtiges Atmen bei verschiedenen Leiden zu einer Besserung führen und dass unwillkürliche Funktionen wie Körpertemperatur, Herzschlag und Blutdruck bei längerem Üben kontrollierbar werden können.«

»Atmung und Entspannung«, so schreibt Mühlhans, »stellen einen wesentlichen Bestandteil des Yoga dar. Tiefes Atmen beruhigt Körper, Geist und Seele und versorgt den Menschen mit der nötigen Energie. Die Entspannung ermöglicht einen harmonischen Ausgleich zwischen Aktivität und Passivität und erleichtert die Konzentration auf sich selbst. [...] Entspannung weckt unglaubliche Energiereserven.«

Als günstige Zeit für die tägliche Yogaübung, für die man etwa zehn bis fünfzehn Minuten braucht, gilt die Zeit vor dem Frühstück.

## Progressive Muskelentspannung

»You must relax«, nannte der amerikanische Physiologe Edmund Jacobson (1885-1976) seine Schrift, die bald darauf schon bei Medizinern vieler Länder Anerkennung fand: »Sie müssen sich entspannen!« Jacobson hat eine spezielle Form der Entspannungstechnik entwickelt, die bei uns allgemein unter dem Begriff »Progressive Muskelentspannung (oder Muskelrelaxation) nach Jacobson« bekannt ist. Wie der Name schon

sagt, handelt es sich dabei um eine fortschreitende Entspannung aller Muskeln.
Ihre Wirkung resultiert aus dem Gegensatz von Spannung und Entspannung. Anders gesagt: Jeweils eine bestimmte Muskelgruppe wird einige Sekunden intensiv angespannt, danach wieder entspannt. Das führt nach und nach zu einer tiefen, umfassenden Entspannung des ganzen Körpers. Auf diese Weise werden Schmerzen deutlich verringert, schon allein weil muskuläre Verspannungen sich lösen. Diese Art der Entspannung hat aber auch positiven Einfluss auf Bluthochdruck und funktionelle Herzbeschwerden, seelisch bedingte Unruhe, Schlafstörungen, Fehlsteuerungen des Nervensystems sowie bei Migräne. Außerdem wird die Atmung deutlich verbessert.

*Anspannen – entspannen*

Der genaue Ablauf sieht nach Dr. Volker Schmiedel und Dr. Matthias Augustin so aus:[24]

- Auf die Muskelgruppe konzentrieren.
- Die Muskelgruppe für fünf bis sieben Sekunden maximal anspannen.
- Die Muskelgruppe lockern und entspannen.
- Sich auch während des Entspannens und Lockerns auf die Muskelgruppe konzentrieren; die Entspannung bewusst wahrnehmen.

*Muskel um Muskel*

Die einzelnen Muskeln bzw. Muskelgruppen sind in dieser Reihenfolge zu betätigen: Rechte Hand und rechter Unterarm (Linkshänder beginnen jeweils mit der linken Seite) – rechter Oberarm – linke Hand und linker Unterarm – linker Oberarm –

Stirn – obere Wangen und Nase – untere Wangen und Kiefer – Nacken und Hals – Brust, Schultern und oberer Rücken – Bauchmuskulatur – rechter Oberschenkel – rechter Unterschenkel – rechter Fuß – linker Oberschenkel – linker Unterschenkel – linker Fuß. Manche Therapeuten beziehen auch noch Augen, Zähne und Lippen mit ein.

*Im Sitzen oder Liegen*

Auch diese Art der Entspannung muss man natürlich beigebracht bekommen. Der Hausarzt kann an einen Therapeuten verweisen. Man macht die Übungen im Sitzen oder im Liegen, jede Übung zwei- bis dreimal hintereinander. Am Ende sollte man nicht ruckartig aufstehen, sondern die soeben erfahrene Entspannung noch eine kleine Weile nachempfinden. Und es dauert durchaus ein paar Wochen, bis man diese Technik gut beherrscht. Anfangs übt man am besten jeden Tag, später kann man die Intervalle nach Bedarf verlängern.

# Mit Stress fertig werden

»Dieser verdammte Stress!« Das ist wohl der häufigste Stoßseufzer überhaupt. Dem Stress kann keiner entgehen, der Unterschied besteht im Ausmaß. So ist Stress geradezu zum Synonym für gesundheitsschädigende Überbeanspruchung geworden. Und es gibt keinen Zweifel: Stress macht krank. Mehrjährige Studien in Amerika und Europa belegen, dass Gesundheit wesentlich davon abhängt, wie weit es gelingt, mit dem Stress fertig zu werden.

## Reiz und Reizantwort

Stress ist indessen nicht einfach nur der Übeltäter, als den wir ihn gemeinhin anprangern. Denn Stress ist zunächst nichts anderes als die Antwort des Organismus auf einen Reiz. Wir sind solchen Reizen ständig ausgesetzt, und sie können auf vielfältige Weise zutage treten, angefangen von der Luft, die wir einatmen, bis hin zu emotionalen Reizen. Unser Organismus ist darauf eingerichtet, dass er auf jeden Reiz reagiert. Er muss das sogar. Denn das ständige Spiel zwischen Reiz und Reizantwort macht es uns überhaupt erst möglich, das Leben zu bewältigen. Stress kann also durchaus gesund sein. Man hat für den positiven, lebensfördernden Stress deshalb der besseren Unterscheidung wegen den Begriff Eustress geprägt. Die Vorsilbe »Eu« stammt aus dem Griechischen und bedeutet so viel wie »gut, normal«. Das englische Wort Stress lässt sich am besten mit »Spannung, Druck, Belastung« übersetzen.

## Ein Erbe von unseren Vorfahren

Neben dem Eustress gibt es aber auch den Disstress; die lateinische Vorsilbe »dis« bedeutet eigentlich »auseinander«. Disstress ist das, was wir im Allgemeinen vereinfacht nur als Stress bezeichnen. Er kommt zustande, wenn der Organismus durch Reize – egal welcher Art – überfordert wird und darauf auch übermäßig reagiert.
Dass solcher Stress nicht selten spontan entsteht, hat eine nicht uninteressante Vorgeschichte. Evolutionsforscher sind nämlich der Meinung, dass er ein Erbe unserer Vorfahren ist. Wenn der Mensch in der Frühzeit Gefahren ausgesetzt war – allein schon bei der Nahrungsbeschaffung durch die Jagd zum Beispiel –, so musste er plötzlich und unvorbereitet reagieren können, um am Leben zu bleiben. Der Organismus entwickelte daraus ein eigenes System, das wir bis in die heutige Zeit beibehalten haben.

## Die spontane Reaktion

Das System besteht im Wesentlichen darin, dass der Organismus sofort verschiedene Funktionen abschaltet, die diese spontane Reaktion behindern könnten – zum Beispiel Verdauungsvorgänge, aber auch das Arbeiten des Immunsystems. Stattdessen wird alles mobilisiert, was für eine Spontanreaktion notwendig ist. Gesteuert wird dieser Vorgang vom Gehirn aus. Es werden zunächst vermehrt Hormone – Adrenalin und Noradrenalin – ausgeschüttet. Dadurch beschleunigen sich Atmung und Herzschlag, der Blutdruck steigt. Das Blut drängt in die Muskeln und führt ihnen mehr Energie zu, vor allem Zucker. Und Enzyme sorgen dafür, dass das Blut im Fall einer Verletzung rascher gerinnt.

## Ursachen heute

Auch heute noch gibt es Situationen, auf die wir nach diesem Schema reagieren müssen – und das kann uns unter Umständen das Leben retten. Aber eigentlich haben wir längst nicht mehr diesen großen Bedarf an solchen Alarmreaktionen. Die Fähigkeit ist uns jedoch geblieben. Der Disstress hat heute in aller Regel ganz andere Ursachen: die tägliche Überbeanspruchung, die Hetze, die Hektik, die Sorgen im Beruf und privat, um nur die wichtigsten zu nennen. Immer, wenn wir durch etwas überreizt werden – wir nehmen das oft nicht einmal bewusst wahr –, kann Stress entstehen. Lärm, Krankheiten, Ängste, Schreck, unangenehme Begegnungen und natürlich Konflikte, Streit, Gewalt usw. sind solche Stressoren. Und zu den emotionalen Reizen zählen nicht nur Trauer, sondern auch große Freude.

Natürlich ist nicht jeder Stress gleich schädlich. Ist er aber zu groß oder hält er über lange Zeit an, kann es gefährlich werden. Ständige Stressbelastung verursacht zum Beispiel oft Magengeschwüre oder Kreislaufstörungen, sie kann zu Herzinfarkt oder Krebs zumindest beitragen und mag schuld sein an Verdauungsstörungen oder Muskelschmerzen. Und das sind nur wenige Beispiele. Im Grunde wird jede Krankheit mehr oder minder durch Stress begünstigt.

## Einflüsse auf das Immunsystem

Nicht zuletzt hängt das auch mit dem Immunsystem zusammen. Wie schon gesagt, blockieren die Hormone die Abwehrzellen. Bei Stress wird zudem das Hormon Cortisol freigesetzt, das ein regelrechter Gegenspieler der Immunzellen ist. Das hat seinen Sinn, weil dadurch überschießende Immunreaktionen gebremst werden, die sonst zu Autoimmunerkrankungen führen könnten. Geschieht das bei Dauerstress über längere Zeit, wird das Immunsystem aber nachhaltig geschwächt. Des Weiteren werden die Milz und das Lymphsystem beeinträchtigt. Die Produktion von T-Zellen reduziert sich, Killer- und Fresszellen arbeiten weniger. So steigt vor allem die Anfälligkeit für Infektionen drastisch an. Allerdings sind bei gewöhnlichem Alltagsstress diese gravierenden Folgen eher minimal. Dass jedoch als häufige Stressfolge Schlafstörungen auftreten, ist eigentlich keine Bagatelle.

## Stress kann man bewältigen

Stress ist jedenfalls keine harmlose »Betriebsstörung«. Und je häufiger er auftritt, desto mehr ist das ein Signal, dass es etwas zu tun gilt. Dieser verdammte Stress? Er kann uns beherrschen, wenn wir uns ihm ausliefern. Doch Stress kann man auch bewältigen. Das heißt freilich nicht, dass man versuchen soll, jeder Stresssituation aus dem Weg zu gehen. Meist ist das ja gar nicht möglich. Nein, Stressbewältigung heißt: durch die entsprechende Lebensführung seine Fähigkeit verbessern, mit Stress umzugehen. Im Rahmen dieses Buches können natürlich nur einige der wichtigsten Maßnahmen gegen Stress angeführt werden; von vielen war aber im Grunde schon in vorhergehenden Kapiteln die Rede.

## Bewegung

Da ist zunächst Bewegung zu nennen. Man könnte sogar sagen: Dem Stress kann man davonlaufen. Wer das nach einer starken Stresserfahrung sogleich tut, wer also danach körperlich aktiv wird, mag mit Erstaunen feststellen, um wie viel rascher die Belastung abklingt. Der Körper bekommt nämlich mehr Sauerstoff und mit der besseren Durchblutung werden auch die Organe besser mit Nährstoffen versorgt. In welcher Weise Sport hilft, siehe Seite 163ff.

## Entspannung

Genauso wirksam ist die Entspannung. Suchen Sie sich aus dem vorausgegangenen Kapitel (siehe Seite 205ff.) aus, welche Form der Entspannung Sie am einfachsten und effektivsten praktizieren können – vielleicht ein Bad, ein Spaziergang oder Yoga? Besonders rasch wirken Atemübungen, denn Sauerstoff ist die Entspannungshilfe Nummer eins.

## Gähnen

Auch Gähnen (siehe Seite 194) sorgt für zusätzliche Sauerstoffzufuhr. Sie können es in oder nach einer Stresssituation sogar bewusst herbeiführen. Machen Sie dazu folgende Übung: Setzen Sie sich entspannt hin, verschränken Sie die Hände hinter dem Kopf und richten Sie die Arme so aus, dass die Ellenbogen seitlich nach außen ragen. Atmen Sie nun tief aus und führen Sie dabei die Arme nach vorn. Bringen Sie die Arme dann wieder zurück in die Ausgangsstellung und atmen Sie dabei tief ein. Machen Sie das circa fünf- bis achtmal nacheinander. In der Regel reagiert dann der Gähnreflex, wodurch noch mehr Sauerstoff in die Lungen gelangt. So klingt auch das Stressempfinden ab.

## Schlaf

Sorgen Sie vor allem auch für einen guten Schlaf. Ausführlich war darüber ja schon im Kapitel über die Entspannung (siehe Seite 211) die Rede. Im Schlaf schwindet jeder Stress dahin, und der Organismus gewinnt neue – durch Stress verloren gegangene – Energien.

## Ernährung

Selbstverständlich trägt auch eine gesunde Ernährung dazu bei, Stress und Stressfolgen entgegenzuwirken. Vor allem sind es die vielen Mikronährstoffe bzw. Vitalstoffe, die widerstandsfähiger gegen Stress machen (siehe Seite 97).

## Nikotin und Alkohol

Im Zusammenhang mit Stress müssen auch die so genannten Genussgifte erwähnt werden. Es gibt ja nicht wenige passionierte Raucher, die behaupten, dass ihnen Nikotin hilft, Stress zu bewältigen. Das kann durchaus der Fall sein, bedeutet aber dennoch, den Teufel mit dem Beelzebub auszutreiben. Die schädlichen Folgen des Rauchens überwiegen allemal. Vergleichbares gilt für den Alkohol. Ein Glas Wein kann entspannen. Wer jedoch ohne regelmäßigen Alkoholkonsum mit seiner Lebenssituation nicht zurechtkommt, muss mit fatalen Folgen rechnen.

## Tranquilizer

Auch Beruhigungsmittel, also Tranquilizer, eignen sich nicht zur Bewältigung von Stress. Zu schnell gerät man in einen Teufelskreis aus Beruhigungsmitteln und Aufputschmitteln. Übrigens: Auch auf Kaffee in großen Mengen sollte man in Stresssituationen lieber verzichten.

# Denken Sie positiv!

In den USA machte eine Gruppe von Ärzten einmal folgenden Versuch: Der Arzt sagte zu einem Patienten, der natürlich keine Ahnung hatte, dass er als Versuchsperson herhalten musste, schon bei der Begrüßung: »Mein Gott, Sie sehen heute aber sehr schlecht aus!« Nach 20 Minuten wurde ein Bluttest gemacht. Und dabei stellte sich heraus: Bei allen diesen Patienten hatte sich innerhalb dieser kurzen Zeit das Blutbild verschlechtert.

## Die Psyche beeinflusst den Körper

Dieses Beispiel verdeutlicht, wie sehr unsere Gefühle oder auch unsere Psyche Körper und Gesundheit beeinflussen können. Angst vor einer Krankheit oder generell Angstzustände gelten sogar als hoher Risikofaktor. Nicht wenige Menschen sind ja überzeugt, dass Krankheit ein unausweichliches Schicksal ist. Aber wer so denkt und fühlt, wer sich durch diesen Fatalismus selbst jede Chance nimmt, wird tatsächlich leichter krank. Mit diesem negativen Denken begünstigt er förmlich die Wende zum Schlechteren.

Der Chirurgieprofessor Christiaan Barnard, weltbekannt durch seine erste Herztransplantation, hat seine diesbezüglichen Erfahrungen einmal so beschrieben: »Ich habe es immer wieder erlebt, dass ängstliche Patienten, die die Hoffnung auf Genesung aufgegeben hatten, auch tatsächlich ihrer Krankheit erlagen. Patienten hingegen mit der gleichen schweren Krankheit, die optimistisch blieben und mich zuversichtlich fragten: ›Nicht wahr, Herr Doktor, Sie helfen mir doch‹, konnten viel eher als geheilt entlassen werden.«[25]

## Optimisten leben länger

Forscher an der amerikanischen Mayo Clinic haben erst vor kurzem in einer Studie die Zusammenhänge zwischen Optimismus und Gesundheit bzw. Pessimismus und Krankheit untersucht und kamen zu der klaren Aussage: Optimisten leben länger, Pessimisten dagegen verkürzen ihr Leben unnötig. Die Erklärung dafür: Pessimisten lassen sich von negativen Eindrücken stärker beeinflussen. Sie halten sich weitaus weniger an den ärztlichen Rat, »weil ja ohnehin nichts hilft«. Außerdem neigen sie eher zu Depressionen, die ebenfalls die Lebenserwartung beeinträchtigen. Wirklich wichtig in diesem Zusammenhang ist, dass das Immunsystem bei pessimistischen Menschen weniger gut funktioniert als bei Optimisten.

## Der Nocebo-Effekt

Dieses negative Denken in Bezug auf Krankheit und Heilung wird auch als Nocebo-Effekt bezeichnet. Der Terminus ist eine Parallelbildung zu dem bekannten Placebo. Placebo kommt aus dem Lateinischen und bedeutet eigentlich: Ich werde gefallen. So nennt man ein Scheinmedikament, das Patienten verabreicht wird, keinerlei Wirkstoffe enthält, aber dennoch wirkt – nur weil der Patient daran glaubt. Nocebo (lateinisch für: Ich werde schaden) bedeutet genau das Gegenteil und drückt aus: Weil der Patient zutiefst pessimistisch dem Glauben verhaftet ist, dass ihm nichts zu helfen vermag, kann ihm auch nicht geholfen werden. Wer also hinsichtlich seiner Gesundheit immer nur mit dem Schlimmsten rechnet, öffnet Krankheiten sozusagen Tür und Tor.

## Selbstheilungskräfte

Da ein Placebo keinerlei therapeutische Substanzen enthält, kann die bei Studien häufig zu beobachtende Wirkung nur darauf zurückzuführen sein, dass der Glaube daran Selbstheilungskräfte freisetzt oder der Glaube bekräftigt wird, dass einem der Arzt zu helfen vermag. Der amerikanische Chirurg Dr. Bernie Siegel berichtet von einem ganz extremen Fall, wie jahrelange Negativeindrücke in schwerer Krankheit mündeten, schließlich aber eine radikale Veränderung der Lebensumstände zur Heilung führte: Ein musikalisch sehr begabter junger Mann wollte unbedingt Geiger werden, seine Eltern zwangen ihn jedoch, Jura zu studieren. Jahre später bekam der Mann einen tödlichen Gehirntumor. »Wenn das so ist«, fand er sich mit seinem Schicksal ab, »dann spiele ich von jetzt an nur noch Geige.« Er starb nicht, sondern wurde ein Jahr später Geiger in einem Orchester. Der Tumor aber, so Dr. Siegel, hatte sich vollständig zurückgebildet. [26]

## Die Kraft der Psyche

Derart viel Glück hat natürlich nicht jeder. Aber so extrem dieses Beispiel auch ist, zeigt es doch, welche geradezu ungeheuere Kraft die Psyche haben kann. In der psychosomatischen Medizin werden ja schon lange die Zusammenhänge zwischen Seele (Psyche) und Körper (Soma) berücksichtigt. Psyche bedeutet übrigens im Griechischen sowohl Seele als auch Geist. Alle drei Komponenten sind eng miteinander verbunden. An Krankheiten sind meist alle drei beteiligt.

## »Es geht mir täglich besser...«

Solche Erkenntnisse sind keineswegs neu. Schon der große römische Arzt Galen (160 n. Chr.) beobachtete, dass melancholische, also schwermütige Frauen viel häufiger Brustkrebs bekamen als lebensfrohe. Und es sei auch der französische Apotheker Emile Coué (1857 - 1926) erwähnt, der ein psychotherapeutisches Verfahren entwickelte, das auf autosuggestiver Beeinflussung beruht. Er riet, dass man sich täglich vorsagen soll: »Es geht mir täglich besser und besser, ich werde gesund werden.« Das mag manchen arg naiv erscheinen, doch gab Coué damit einen entsprechenden Anstoß für das Autogene Training (siehe Seite 214). Und dieses Beispiel zeigt auch, wie sehr man sich auch schon in früheren Zeiten Gedanken über die Zusammenhänge von Körper, Seele und Geist machte.

## Psycho-Neuro-Immunologie

Mittlerweile hat man diese Zusammenhänge natürlich viel intensiver und streng wissenschaftlich untersucht. Die daraus entstandene Lehre nennt man Psycho-Neuro-Immunologie. Sie stellt das Immunsystem und seine Abhängigkeit von Psyche sowie Nerven- und Hormonsystem in den Mittelpunkt. Als Vater dieser neuen Wissenschaft gilt der amerikanische Psychologe Professor Robert Ader. Mit Hilfe von Versuchen an Ratten stellte er fest, dass das Immunsystem über das Nervensystem beeinflusst wird. Durch weitere Versuche an Menschen konnten dann immer mehr solche Zusammenhänge nachgewiesen werden. Die beiden Ärzte Dr. Karl J. Pflugbeil und Dr. Irmgard Niestroj sprechen in ihrem Buch »Immun durch positives Denken« von einem »ständigen Dialog« zwischen Gehirn und Immunsystem.

## Verständigung zwischen Gehirn und Immunsystem

Sie schreiben: »Beide Partner verstehen nicht nur die Sprache des anderen, sie können sich zudem mit denselben Vokabeln verständigen. So vermag auch das Gehirn die Zytokine zu produzieren, mit deren Hilfe das Immunsystem kommuniziert, und damit selbst Informationen weiterzugeben; Lymphozyten können unter besonderen Umständen das Wachstumshormon und das Hormon ACTH absondern. Nervenzellen haben Rezeptoren (Empfangsstellen) für Zytokine aus dem Immunsystem, während Immunzellen die Neuropeptide sowie die Neurotransmitter aus dem Nervensystem empfangen können. Ohne diese gemeinsame Sprache mit gleichen Vokabeln wäre eine spezifische Immunreaktion zur Abwehr eingedrungener Erreger schlichtweg unmöglich.«[27]
Zur Erklärung: Neuropeptide sind wie die Neurotransmitter von Nervenzellen gebildete Botenstoffe.

## Wenn die Psyche nicht mehr will

Die prinzipielle Erkenntnis dieser Forschungen lautet: Das Gehirn, zentrales Steuerorgan für alle Körperfunktionen und für das Denken und die Gefühle zuständig, hat auch entscheidenden Einfluss auf die Tätigkeit des Immunsystems. Und damit ist auch die Psyche, sind Seele und Geist ursächlich daran beteiligt. Ein gar nicht so seltenes, drastisches Beispiel ist die Tatsache, dass nach dem Tod eines geliebten Menschen auch der Partner bald darauf stirbt. Er ist lebensmüde geworden. Anders gesagt: Seine Psyche will nicht mehr. »Denn so vorbildlich«, schreiben Dr. Pflugbeil und Dr. Niestroj, »arbeiten Psyche, Nervensystem, Hormone und Immunsystem leider nicht immer zugunsten der Gesundheit zusammen. Jeder dieser Anteile kann selbst gestört sein und infolgedessen zu einem Störfaktor für das große Ganze werden – was wiederum Funktionsstörungen des Immunsystems nach sich zieht.« Und: »Das schwächste Glied in dieser Beziehung ist die Psyche.«[28]

## Weg mit negativen Gefühlen und Gedanken

Gesundheit und Krankheit hängen also nicht nur von rein körperlichen Faktoren ab, die Psyche ist immer beteiligt. Und alle negativen Gefühle und Gedanken belasten sie und führen dazu, dass sie selbst zum Störfaktor wird. Angst wurde schon genannt, für Kummer ein Beispiel gegeben. Von Übel ist aber auch Unzufriedenheit. Kardiologen behaupten, dass von allen Vorbeugungsmaßnahmen für die Herzgesundheit Zufriedenheit mit seinem Leben die wichtigste ist. Schädliche Einflüsse haben auch Neid, Hass, übermäßiger Ehrgeiz, Geltungssucht, Minderwertigkeitsgefühle, übertriebenes Misstrauen, Gram, nicht verarbeitete Trauer, Ärger – man könnte die Aufzählung noch lange fortsetzen.

## Der Umkehrschluss: Positiv denken

Der römische Philosoph Marc Aurel sagte einmal: »Unser Leben ist das, was unsere Gedanken daraus machen.« Wer unglückliche Gedanken hat, wird meist auch unglücklich. Und wer krankhafte Gedanken hat, wird dementsprechend leicht krank. Stimmt es aber, dass negative Gedanken und Gefühle das Immunsystem schädigen und so der Krankheit den Weg bahnen, dann gilt auch der Umkehrschluss: Positive Gedanken und Gefühle stärken das Immunsystem und wirken der Entstehung von Krankheiten entgegen.

## Denken lässt sich lernen

Sagen Sie nicht: »Positiv denken, wie soll ich das denn bei den vielen Problemen, die ich habe.« Positives Denken kann man sich anerziehen. Bemühen Sie sich einfach, in allen Dingen die angenehmen Aspekte zu sehen. Selbst Probleme können solche Aspekte haben. Wie sagt doch der Volksmund: Selten ein Schaden, der nicht einen Nutzen hat. Nehmen Sie zum Beispiel eine Erkrankung nicht zum Anlass, mit Ihrem Schicksal zu hadern, sondern als Anstoß, künftig Ihr Leben gesünder zu gestalten, sich neue Hobbys zu suchen und einfach einmal etwas Neues auszuprobieren. Kreativität ist angesagt. Dann hat eine Krankheit langfristig sogar ihre positiven Seiten. Je mehr Sie dabei dem Arzt, der Sie behandelt, vertrauen können, desto besser natürlich.

## Zauberwort Zufriedenheit

Versuchen Sie, so weit wie möglich zufrieden zu sein. Das gelingt nicht gleich. Vielleicht ist erst eine Analyse Ihrer Lebenssituation notwendig, bis Sie mit sich ins Reine kommen. Nichts kostet so viel Vitalität und Lebensfreude wie ein sinnloser Kampf und Gejammere.

## Mit der Vergangenheit abschließen

Das gilt auch für Ihre Vergangenheit. Schon möglich, dass Sie manches falsch gemacht haben und vieles von dem, was Sie sich einst vorgenommen haben, nicht geschafft haben. Bei wem wäre das nicht so? »Nur die Macht des Geistes«, so der berühmte Arzt Dr. Bircher-Benner, »vermag hier Ordnung zu schaffen, die Vergangenheit in die Schranken zu weisen.«[29] Schließen Sie damit ab, es hat keinen Sinn, Vergangenem nachzutrauern, denn es lässt sich nicht mehr ändern. Leben Sie lieber im Hier und Jetzt, und gestalten Sie Ihr Leben nach Ihren Bedürfnissen. Und erwarten Sie alles, was vor Ihnen liegt, mit Gedanken der Hoffnung, nicht mit dem Gefühl der Sorge oder gar der Furcht.

## Mehr Gelassenheit

Gehen Sie gelassener mit Sorgen um. Erinnern Sie sich an frühere Sorgen: War es nicht immer so, dass hinterher alles halb so schlimm war? Im Zustand der Sorge sieht man doch meist alles ein bisschen schwärzer, als es eigentlich ist. Und weichen Sie dabei nicht der Mühe aus, die es kostet, Probleme zu regeln. Allein schon dadurch befreien Sie sich von einem gewissen Druck. Das gilt im Übrigen auch bei Angst: Wenn man sich erst entschlossen hat zu handeln, hat man eigentlich schon gewonnen.

## Kraft aus sozialen Beziehungen

Natürlich ist das alles viel leichter gesagt als getan. Aber ein Versuch lohnt immer. Und es gibt noch viele andere Möglichkeiten, um die Psyche durch positive Eindrücke zu stabilisieren. Da sind zum Beispiel die sozialen Kontakte zu nennen. An erster Stelle stehen die nächsten Angehörigen. Wenn die Beziehungen weitgehend ungetrübt und unbelastet sind, kann man eine ganze Menge Kraft aus ihnen ziehen. Man muss sich nur bewusst sein, dass man dafür selbst so viel geben muss, wie man von den anderen erwartet. Auch Freunde und Bekannte fördern das Wohlbefinden. Vereinsamung dagegen stellt eine schwere Belastung dar und hat nachweislich viele Schwächungen im Immunbereich zur Folge. Wer als Single lebt, ist natürlich nicht automatisch einsam, doch hat man ermittelt, dass die Lebenserwartung von Alleinstehenden im Durchschnitt etwas niedriger ist als die von Menschen in festen Bindungen.

## Die kleinen Freuden

Apropos soziale Kontakte: Seien sie freundlich zu Ihren Mitmenschen. Freundlichkeit bewirkt beim Gegenüber, dass man Ihnen ebenso freundlich begegnet, und das allein kann schon ein kleines Glücksgefühl verschaffen, das der Seele gut tut. Versuchen Sie auch, sich freuen zu können. Manche Menschen scheinen sich regelrecht dagegen zu sträuben. Und für die Psyche sind die kleinen Freuden noch viel wichtiger als die großen. Solche Freuden kann man im Alltag jederzeit erleben, und wäre es nur ein freundliches Wort, ein hübscher Anblick, ein nettes Lächeln, ein kleines Kompliment, die Zuneigung zu einem Haustier.

## Lachen ist tatsächlich gesund

Der Volksmund sagt: Lachen ist gesund – und formuliert damit eine Erkenntnis, die Immunologen in jüngster Zeit auch wissenschaftlich bewiesen haben: Nach herzhaftem Lachen produziert das Immunsystem mehr Antikörper. Fröhlichkeit und eine heitere Stimmung sind generell der Immunabwehr dienlich. Wer misslichen Situationen mit Humor begegnet, tut sich selbst etwas Gutes.

In diesem Zusammenhang ist es auch ganz wichtig, seine Gefühle nicht zu unterdrücken. Wer »alles in sich hineinfrisst«, muss sich nicht wundern, wenn Körper und Psyche mit Störungen reagieren.

## Eine Stütze für die Seele

Religion ist natürlich eine Frage des Glaubens. Wohl nie zuvor war so vielen Menschen der religiöse Glaube nicht mehr zugänglich wie heute. Das ist schade, denn er ist eine starke Stütze der Psyche, vielleicht sogar die stärkste. Dabei kommt es in keiner Weise darauf an, wie dieser Glaube beschaffen ist; mit Konfession muss er jedenfalls nichts zu tun haben. Teil des Glaubens ist es, dass man sein Schicksal als von Gott gegeben annimmt und dass alles in seiner Hand liegt. Wer diese Überzeugung hat, praktiziert eine besonders hohe Form des positiven Denkens. Alles im Leben hat dann seinen Sinn. »Das Schlimmste ist«, sagte einmal die gläubige Frau eines völlig ungläubigen schwerkranken Mannes, »dass er noch nicht mal sagen kann: ›Lieber Gott, hilf mir!‹«
Es lässt sich nicht leugnen, dass auch Gebete die Psyche stabilisieren. Und wie sollte man das eine oder andere »Wunder« anders erklären, als dass es die Kraft des Glaubens bewirkt hätte?

# Ordnung ins Leben bringen

Bei den alten griechischen Philosophen, die nicht selten auch Ärzte waren, kam dem Begriff »Diät« – griechisch *Diaita* – eine überaus hohe Bedeutung zu. Sie verstanden darunter nicht einfach nur ein bestimmtes Essverhalten. Für sie war *Diaita* die Lebensordnung schlechthin. Natürlich gehörte auch eine sinnvolle Ernährung dazu, aber nur als eine von vielen Komponenten einer gesunden Lebensweise.

## Hilfe durch die Ordnungstherapie

Bei uns gibt es einen anderen Begriff, der ähnlich vieles umfasst, sich allerdings auf therapeutische Maßnahmen beschränkt. Er lautet: Ordnungstherapie. Geprägt hat ihn der Pfarrer Kneipp, übernommen und erweitert hat ihn vor allem die Naturheilkunde und die so genannte Ganzheitsmedizin. Etwas missverständlich wird er oft mit der Kneipp-Therapie gleichgesetzt. Aber etwas Wahres ist schon dran: Worum es dem Pfarrer Kneipp und seinen Nachfolgern in erster Linie ging, war, durch die entsprechende Lebensweise Ordnung ins Leben zu bringen. Kneipps Auffassung nach stellt Ordnung die wichtigste Voraussetzung für ein Leben in Gesundheit dar.

## Ordnungsgesetze des Lebens

Zwei Generationen nach Kneipp veröffentlichte der Schweizer Dr. Maximilian Bircher-Benner, den manche vielleicht als Erfinder des »Bircher-Müslis« kennen, seine lebenslangen Erkenntnisse zu diesem Thema. Das Buch trägt den Titel »Ordnungsgesetze des Lebens«.[30] Es lohnt sich, wenigstens einige Kernsätze Bircher-Benners zu zitieren, mögen sie auch noch so einfach, wenn nicht gar selbstverständlich sein. Jedenfalls fassen sie vieles von dem, was in diesem Buch steht, zusammen.

- »Das maximale Wirkungsvermögen der vegetabilen Frischnahrung ist bei allen Krankheiten eine unvergleichliche Heilkraft, für die Gesunden aber eine Schutzkraft gegen Krankheit.«
- »Der Organismus bedarf der Zufuhr sämtlicher Nährfaktoren in einem harmonischen Gleichgewicht. Ist die Nahrung quantitativ und kalorisch genügend oder selbst überreich, sind aber einzelne Faktoren in zu geringer Menge, andere im Überschuss vorhanden, so wird die Harmonie der Lebensvorgänge im Körper gefährdet, die Gesundheit und die Konstitution schleichend geschädigt, so dass schließlich mancherlei Krankheiten auftreten.«
- »Unter dem Einfluss des Hauterlebens (in der Sonne) ist die Erregung des riesigen Hautnervennetzes und des Blutkapillarnetzes für das Geschehen im Körperinneren von hohem Gesundheitswert. Es ist wohl ganz selbstverständlich, dass eine wohlbemessene regelmäßige Besonnung des nackten Körpers zu den natürlichen Erfordernissen des Lebens gehört und dass sie gesundheitserhaltend und stärkend wirkt.«
- »Auf dem lebenden Apparat der Haut sollte auch die umgebende Luft ihr Spiel treiben, sollten Temperaturwechsel, gelegentlich Regen oder das kalte Wasser von Fluss oder See ihre Reize ausüben, wodurch wiederum die Regulationsvorrichtungen des Körpers geübt und gestärkt werden.«
- »Unsere Lungen bedürfen frischer, reiner Luft bei Tag und Nacht. In Wohn-, Schlaf- Geschäftsräumen, in öffentlichen

Lokalen, Gaststätten, Konzertsälen, Theatern, Kinos wird gegen dieses Ordnungsgesetz oft gesündigt.«

- »Das Ordnungsgesetz des Lebensrhythmus hat eine größere Reichweite, als ich Ihnen zu sagen vermag. Es betrifft zuerst den Wechsel von Tag und Nacht, von Wachsein und Schlaf, von Arbeit und Ruhe. Dieser kosmische Tag-Nacht-Rhythmus hat sein Echo in den Lebensprozessen in unserem Innern, nachweisbar im Stoffwechsel und im Lebensgefühl. Gegen diese Naturordnung unseres Lebensablaufes verstößt der Mensch der Gegenwart in rücksichtsloser Weise, doch in der Regel ohne zu ahnen, was er damit anrichtet.«
- »Die Gesundheit basiert zu einem wesentlichen Teil auf einem wohlbemessenen, weder übertriebenen, noch zu spärlichen, aber regelmäßigen und harmonischen Arbeiten dieses ganzen (Bewegungs-)Apparats.«

Natürlich ist damit nicht alles gesagt. Aber Dr. Bircher-Benners Thesen mögen ein Hinweis darauf sein, auf welch einfache Dinge es im Leben eigentlich ankommt. Ein starkes Immunsystem vermag uns vor Krankheiten zu schützen. Seine Kräfte hängen wesentlich von der Ordnung in unserem Leben ab – und damit letztlich von uns selbst.

## Anmerkungen


1 Archiv Sillner, Tagespresse
2 Bruker, Max Otto: Lebensbedingte Erkrankungen, Lahnstein 2001
3 Archiv Sillner, Tagespresse
4 Archiv Sillner, Tagespresse
5 Archiv Sillner, Tagespresse
6 Freie Universität Berlin, Internet http://www.ukbf.fu-berlin.de/copharma/students/immuntox2/toc.htm
7 Archiv Sillner, Tagespresse
8 Dogs, Wilfried: Psychologie und Psychotherapie der Ernährung, in: »Ärztliche Praxis« Nr. 39/81 und 40/81
9 Kuklinski, Bodo und Lunteren, Ina van: Neue Chancen zur natürlichen Vorbeugung und Behandlung von umweltbedingten Krankheiten, Bielefeld 1995
10 siehe unter 9
11 Referat Gerhard Ohlenschläger: Therapie und Prävention mit Aminosäuren, München 1996
12 Mayo Clinic Gesundheits-Brief 3/96
13 Die Nationale Verzehrstudie, Bonn 1992
14 Reimann, Jürgen und Krötsch, Ulrich: Vitamine, Stuttgart 1985
15 Liesen, Heinz: Ärztliche Rundschau 47/91
16 Kneipp, Sebastian: Meine Wasserkur, München 1984
17 Parow, Julius: Atemfibel, Stuttgart 1984
18 Archiv Sillner, Tagespresse
19 zitiert nach: Brauchle, Alfred: Das große Buch der Naturheilkunde, Gütersloh 1977
20 Schultz, Johannes Heinrich: Das Autogene Training. Konzentrative Selbstentspannung, Stuttgart 1966

21 Brand-Hetzel, Christiane: Autogenes Training, München 1982
22 siehe unter 21
23 Gisela Mühlhans, Gisela: Glück, Erfolg, Gesundheit mit Yoga, München 1990
24 Schmiedel, Volker und Augustin, Matthias: Handbuch Naturheilkunde, Heidelberg 1997
25 Archiv Sillner, Tagespresse
26 Archiv Sillner, Tagespresse
27 Pflugbeil, Karl J. und Niestroj, Irmgard: Immun durch positives Denken, München 1994
28 siehe unter 27
29 Bircher-Benner, Max: Ordnungsgesetze des Lebens, Bad Homburg 1999
30 siehe unter 2

# Weiterführende Literatur


Baenkler, Hanns-Wolf und Metzner, Gerhard (Hrsg.): Immuntherapeutische Perspektiven in Klinik und Praxis, München 2001

Biesalski, Hans-Konrad u.a.: Ernährungsmedizin, Stuttgart 1995

Burmester, Gerd-Rüdiger und Pezzutto, Antonia: Taschenatlas der Immunologie, Stuttgart 1998

Fehrenbach, Mathäus: Kneipp A–Z, München 1984

Geesing, Hermann: Immun-Training, München 1991

Geesing, Hermann: Die Immun-Trainings-Diät, München 1992

Juchheim, Jürgen K. und Poschet, Jutta: Immun. Das Ernährungsprogramm zur Stärkung des Immunsystems, München 1988

Köhnlechner, Manfred: Der gesunde Manager, Landsberg/Lech 1986

Köhnlechner, Manfred und Schleicher, Peter: Krebs ist kein Schicksal, München 1997

Lange-Ernst, Maria-E.: Unser Immunsystem, München 1990

Niestroj, Irmgard: Rheuma Stopp, München 2001

Pflugbeil, Karl und Niestroj, Irmgard: Vital Plus. Das große Programm der Orthomolekularen Medizin, München 2002

Pflugbeil, Karl und Niestroj, Irmgard: Die Vital-Plus-Diät, München 1994

Pschyrembel, Willibald: Wörterbuch Naturheilkunde, Berlin 1999

Schilcher, Heinz und Kammerer, Susanne: Leitfaden Phytotherapie, München 2000

Schmiedel, Volker und Augustin, Mathias: Handbuch der Naturheilkunde, Heidelberg 1997

Schneider, Ernst: Nutze die Heilkraft unserer Nahrung, Hamburg 1965

Senser, Friedrich und Scherz, Heimo (Bearb.): Der kleine Souci-Fachmann, Lebensmitteltabellen für die Praxis, Stuttgart 1987

Schwinghammer, Herbert und Wormer, Eberhard J.: Gesunder Rat für ein starkes Immunsystem, München 1997

Wrba, Heinrich und Pecher, Otto: Enzyme – Wirkstoffe der Zukunft, Wien 1993

Wiedemann, Michael: Der Gesundheit auf der Spur, Genf 1989

**Bei Knaur im Taschenbuch erhältlich:**

Bachmann, Robert M.: Gesund und schlank durch F. X. Mayr, München 2002

Dahlke, Ruediger: Gewichtsprobleme, München 2000

Dahlke, Ruediger und Dahlke, Margit: Die Psychologie des blauen Dunstes, München 2000

Dahlke, Ruediger und Hößl, Robert: Verdauungsprobleme, München 2001

Da Silva, Kim: Richtig essen zur richtigen Zeit, München 2001

Gray, Robert: Das Darm-Heilungsbuch, München 2000

MacEoin, Beth: Handbuch der praktischen Homöopathie, München 2001

Murphy, Joseph: Innere Stärke durch positives Denken, München 2000

Myss, Caroline: Mut zur Heilung, München 2002

Ohlig, Adelheid: Yoga mit den Mondphasen – Luna Yoga, München 2000

Roy, Ravi und Carola M.: Selbstheilung durch Homöopathie, München 2000

Scherz, Thomas: Praxisbuch der Mentaltechniken, München 2000